常见精神疾病临床路径丛书

总主编 张克让

焦虑障碍规范化诊疗及临床路径

主 编 王彦芳 曹晓华 张爱霞

U0224770

科学出版社

北 京

内 容 简 介

本书共 5 章，全面介绍了焦虑障碍基础与临床研究的经验和成果，突出焦虑障碍的规范化诊治与临床路径的实施等，具有新颖性、实用性、可读性和条理性的特点。临床路径部分按照 WHO 国际诊断分类标准系统 ICD-10，制订了焦虑障碍中六类主要疾病的临床路径，包括恐怖性焦虑障碍临床路径、惊恐障碍临床路径、广泛性焦虑障碍临床路径、未特定焦虑障碍临床路径、强迫性障碍临床路径和伴躯体疾病焦虑障碍临床路径。第五章重点阐述了焦虑障碍规范化诊疗过程中重要的检查治疗的必要性。本书可供精神科医生、护士、技术人员和管理者阅读使用。

图书在版编目（CIP）数据

焦虑障碍规范化诊疗及临床路径 / 王彦芳，曹晓华，张爱霞主编.—北京：科学出版社，2017.6
（常见精神疾病临床路径丛书/张克让主编）
ISBN 978-7-03-053801-7

Ⅰ. ①焦⋯ Ⅱ. ①王⋯②曹⋯ ③张⋯ Ⅲ. ①焦虑–诊疗
Ⅳ. R749.7

中国版本图书馆 CIP 数据核字（2017）第 137801 号

责任编辑：戚东桂　康丽涛 / 责任校对：何艳萍
责任印制：赵　博 / 封面设计：吴朝洪

科学出版社 出版
北京东黄城根北街 16 号
邮政编码：100717
http://www.sciencep.com
三河市骏杰印刷有限公司　印刷
科学出版社发行　各地新华书店经销
*
2017 年 6 月第　一　版　　开本：720×1000　1/16
2017 年 6 月第一次印刷　　印张：12 1/4
字数：208 000
定价：**49.00 元**
（如有印装质量问题，我社负责调换）

《焦虑障碍规范化诊疗及临床路径》编委会

序

精神疾病属多因子复杂疾病，临床表现复杂多样，现有诊治主要依据临床症状。在缺乏精准指标的现状下，规范化诊治显得更为重要。临床路径是规范诊治的重要手段之一，也是医疗保险支付的基础与保障。

2009 年卫生部印发了《临床路径管理指导原则（试行）》，涵盖 112 个常见病种的临床路径，但并未涉及精神疾病临床路径。于是，我们团队成立了精神疾病临床路径编制小组，编制了《常见精神疾病临床路径（草案）》。后历经三年的临床应用和三次修订，形成了《常见精神疾病分段临床路径（内部试用版）》。2012 年卫生部印发了双相情感障碍等 5 个重性精神疾病临床路径，在此原则的指导下，编制小组对《常见精神疾病分段临床路径（内部试用版）》再次修订并在临床应用，最终于 2014 年编著出版了《常见精神疾病临床路径》一书。该书出版后得到了众多同行的关注，并提出了许多宝贵意见。

2016 年始，我们编制小组又在《常见精神疾病临床路径》的基础上，采纳了众多专家同行的意见和建议，纳入了国内外相关研究进展，结合医疗保险支付改革的现况进行了再次修订。修订后的临床路径由于内容较多，篇幅较大，为便于应用，将其分为《抑郁障碍规范化诊疗及临床路径》、《双相情感障碍规范化诊疗及临床路径》、《精神分裂症规范化诊疗及临床路径》、《焦虑障碍规范化诊疗及临床路径》及《常见精神疾病规范化护理及临床护理路径》共五个分册。

在《常见精神疾病临床路径丛书》付梓之际，感谢所有为本丛书做出贡献的专家学者。由于编者水平有限，书中难免存在不妥之处，恳请读者批评指正。

山西医科大学心理卫生研究所

山西医科大学第一医院精神卫生科

张克让

2017 年 6 月

前　　言

　　焦虑障碍是最常见的精神障碍之一，是一组以焦虑症状为主要临床相的精神障碍，有报道其终生患病率达 31%，高于情感障碍及物质滥用障碍。焦虑障碍的发生、发展受生物、心理、社会因素共同的作用，并具有慢性化病程、易复发、社会功能受损明显的特点。但目前焦虑障碍存在诊断及治疗不足的问题，导致患者及家庭、社会的沉重负担，显著影响其生活质量和社会功能。

　　近年来，规范化诊疗的理念与方法已经广泛应用于各类精神障碍的诊疗过程中。精神障碍的规范化诊疗是提高疾病诊断准确率、缩短临床治疗周期、提高临床痊愈率、减少复发、提高患者生活质量、恢复社会功能的重要保障。焦虑障碍的临床研究及规范化诊疗相对重性精神疾病如精神分裂症及情感障碍的研究及规范化程度仍显不足，因此有必要不断总结焦虑障碍近年来的研究及诊疗进展，并在此基础上不断规范焦虑障碍的诊疗。焦虑障碍防治涵盖生物、心理、社会因素的综合措施，并应贯彻全病程综合防治的原则，其规范化诊治主要包括规范化的临床评估、规范化的诊断、规范化的治疗等，对于住院患者而言临床路径是保障规范化诊治的有效手段与措施。

　　因精神疾病的复杂性，从国家层面下发的精神疾病临床路径指导原则，落后于其他专业的临床路径，首次下发临床路径是在 2012 年底，卫生部下发《卫生部办公厅关于印发双相情感障碍等 5 个重性精神病病种临床路径的通知》，其中包含双相情感障碍、精神分裂症、持久的妄想性障碍、分裂情感性障碍、抑郁症 5 个重性精神病病种的临床路径。焦虑障碍的临床路径也进入研究阶段，笔者所在科室结合目前国内外焦虑障碍各指南、循证医学证据等，已于 2010 年制订并正式实施焦虑障碍临床路径。在 5 年的临床实践中，不断总结经验，完善相关内容，按疾病特点细化并分段原有的临床路径。从实施临床路径以来，先后经过了五版的修订，现对其不足之处进一步改进，并编制了新一版焦虑障碍临床路径。本书延续了分段式临床路径组织架构，同时新增了重要节点的关卡模式，强化医院业务流程管理、规章制度建设，实现临床路径各环节闭环管理。

　　我们通过广泛地查阅国内外有关焦虑障碍基础与临床研究的相关文献并参考近年来国内外焦虑障碍防治指南，包括《中国焦虑障碍防治指南》（第一版）、《2015 新加坡卫生部临床实践指南》、《2014 英国精神药理学协会指南》、

《2014 加拿大临床实践指南》，以及其他相关诊疗规范、循证医学证据及临床实践等，在 2014 年出版的《常见精神疾病临床路径》中焦虑障碍临床路径的基础上编写了本书。全书共 5 章，第四章临床路径部分按照 WHO 国际诊断分类标准系统 ICD-10，制订了焦虑障碍中六类主要疾病的临床路径，包括恐怖性焦虑障碍临床路径、惊恐障碍临床路径、广泛性焦虑障碍临床路径、未特定焦虑障碍临床路径、强迫性障碍临床路径和伴躯体疾病焦虑障碍临床路径。第五章重点阐述了焦虑障碍规范化诊疗过程中重要的检查治疗的必要性。本书全面介绍了焦虑障碍基础与临床研究的经验和成果，突出焦虑障碍的规范化诊治与临床路径的实施等，具有新颖性、实用性、可读性和条理性的特点。由于时间及条件限制，书中难免存在不足甚至错误之处，欢迎同行批评指正。

编　者
2017 年 3 月

目　　录

第一章 焦虑障碍概述

第一节 焦虑障碍的概念及流行病学

一、焦虑障碍的概念

焦虑是一种常见的情绪体验，是生物体面对应激或应激场景时产生的适应性反应，来源于对潜在危险的预期或误解。如果焦虑反应变得过度、不可控，严重程度及持续时间与客观情况不相称，称为焦虑症状。焦虑症状包括主观体验与客观表现两方面，主观体验包括精神紧张不安、提心吊胆、担忧、警觉性增高、易激惹（精神性焦虑）；客观表现包括躯体运动症状（如坐立不安、肌紧张等）及自主神经功能亢进症状（如心悸、口干、出汗、胸闷、气促、震颤、颜面潮红或苍白等）。

焦虑障碍是一组以焦虑症状为主要临床相的精神障碍。焦虑障碍是最常见的精神障碍之一，有报道其终生患病率达31%，高于情感障碍及物质滥用障碍；与之形成对比的是，焦虑障碍存在诊断及治疗不足的问题。其慢性化病程导致患者及家庭、社会的沉重负担，显著影响生活质量和社会功能。

二、焦虑障碍的分类

依据《疾病和有关健康问题的国际统计分类》（第10版）（ICD-10）诊断标准，焦虑障碍属于F40-48"神经症性、应激相关及躯体形式障碍"章节，该章节主要包括以下病种：恐怖性焦虑障碍（广场恐怖、社交恐怖、特定的/孤立的恐怖）、其他焦虑障碍（惊恐障碍、广泛性焦虑障碍、混合性焦虑和抑郁障碍、其他混合性焦虑障碍、其他特定的焦虑障碍、焦虑障碍，未特定）、强迫性障碍、严重应激反应及适应障碍、分离（转换）性障碍、躯体形式障碍、其他神经症性障碍。2013年发布的美国《精神障碍诊断与统计手册》（第5版）（DSM-5）较DSM-IV在焦虑障碍部分有所调整，主要包括以下病种：分离焦虑障碍、选择性缄默症、特定恐怖症、社交焦虑障碍（社交恐怖症）、惊恐障碍、广场恐怖症、广泛性焦虑障碍、物质/药物所致的焦虑障碍、由于其他躯体疾病所致的焦虑障碍、其他特定的焦虑障碍、未特定的焦虑障碍。强迫及相关障碍、创伤及应激相关障碍被独立出来，分别成为单独的章节。参照近年来各国焦虑障碍防治指南的纳入范围，并考虑到诊断标准体系的延续性及临床实践情况，本书的"焦虑障碍"主要包括的类别为：恐怖性焦虑障碍、惊恐障碍、广泛性焦虑障碍、强迫性障碍、未特定的焦虑障碍、伴躯体疾病焦虑障碍。

三、焦虑障碍流行病学特征

（一）患病率

国内外研究对焦虑障碍的流行病学特点已有大量报道。由于采用的诊断标准、研究样本与研究方法的不同，各项研究结果存在一定差异。总体而言，人群中焦虑障碍的终生患病率为 14%～31%，年患病率为 5.6%～19.3%。各类型焦虑障碍的患病率数据如下：惊恐障碍终生患病率为 4.7%～5.1%，年患病率为 2.1%～2.8%；特定的恐怖终生患病率 10%～13%，年患病率 7%～9%；社交恐怖终生患病率为 8%～12%；广泛性焦虑障碍终生患病率为 6%，年患病率为 1%～4%。强迫障碍终生患病率为 1.0%～2.3%，年患病率为 0.7%～1.2%。

（二）焦虑障碍的共病

60%～80%的焦虑障碍患者至少共病 1 种其他精神障碍，最常见的共病包括其他亚型的焦虑障碍、抑郁障碍、双相障碍、酒精和物质滥用、注意缺陷多动障碍（ADHD）。据报道，50%以上的患者同时符合 2 种焦虑障碍亚型的诊断，约 30%的患者共病 3 种或以上焦虑障碍亚型；约 52%的双相障碍、60%的抑郁障碍、47%的 ADHD 患者同时符合焦虑障碍诊断。

焦虑障碍还存在较高比例的躯体疾病共病，包括心血管系统疾病、胃肠道疾病、关节炎、呼吸系统疾病、甲状腺疾病、偏头痛、过敏性疾病。共病使患者的病情复杂化，并产生诸多不良影响，如焦虑症状更加严重、功能损害更明显、生活质量更低、治疗结局更差、自杀风险增加、健康花费更高。焦虑障碍的共病情况是进行临床决策的重要考虑因素。

（三）病程特点

多项纵向追踪研究提示，焦虑障碍多数病程迁延，表现为慢性化趋势，症状严重程度波动，可能存在多次的缓解、复发过程；部分患者的病程从儿童期持续到青少年期，或从青春期持续至成年、从青壮年期持续至老年期。负性生活事件、心理社会应激使病程延长。值得注意的是，部分焦虑障碍患者的主要症状发生演变，其诊断变更为其他精神障碍，尤其是抑郁障碍、躯体形式障碍。

焦虑障碍的预后与个体素质及临床类型有关。恐怖性焦虑障碍、惊恐障碍、广泛性焦虑障碍如果未能得到及时干预，易于趋向慢性，病程可持续数年，病程越长，预后越差。强迫障碍的疗效及预后相对于其他焦虑障碍亚型更差，其病程呈持续波动特点，部分患者症状可持续十余年。预后的参考因素包括：病程长短、症状严重程度、是否存在共患疾病、病前社会适应能力是否完好、有无心理社会刺激因素、有无个性缺陷、是否因病而有继发性获益或环境因素强化、是否接受了恰当治疗等。

（四）焦虑障碍的危害与社会经济负担

大样本研究发现，罹患焦虑障碍使患者的自杀风险提高 1.7～2.5 倍，共患情感障碍将进一步提高出现自杀行为的风险。

焦虑障碍给患者及其家庭均造成沉重负担，导致患者在健康、社会关系、职业、家庭生活等多个维度出现功能损害；焦虑症状严重、共患疾病数增多将使患者的功能损害更加严重。焦虑障碍致使患者生活质量低下，而这正是导致患者高复发的危险因素之一。此外，焦虑障碍造成显著的社会经济负担、占用大量医疗卫生服务资源、降低工作生产力。

第二节　焦虑障碍的诊疗现状及诊疗模式

一、焦虑障碍诊疗现状

来自欧盟国家、美国、加拿大等国家的研究数据提示，焦虑障碍在基层医疗卫生机构存在识别不足的问题，各亚型焦虑障碍的识别率各异，范围为 20%～47%。患者常因各种情绪相关性躯体症状就诊于综合医院各科室，是基层医疗资源的高频率使用者；但在获得正确的诊断之前，患者往往已接受了许多不必要的检查和不适宜的治疗，造成医疗资源的巨大浪费。

焦虑障碍患者的求治时间常有延迟，部分患者可延迟达 10 年；约 40% 的焦虑障碍患者未接受过相关治疗。治疗不足的情况并不鲜见，如一项荷兰研究报道，仅 27% 的焦虑障碍患者接受了防治指南所建议的医疗保健服务；一项挪威研究报道，约 64%的广泛性焦虑障碍患者存在治疗不足问题。一项美国的纵向研究发现，64%的惊恐障碍患者接受过 4～10 个月的治疗，其中仅 22%的患者得到适宜的药物治疗，12%的患者得到适宜的心理治疗。同一研究团队的后续研究提示，惊恐障碍治疗药物剂量不足、疗程不足的现象广泛存在于美国基层医疗保健机构，并指出加强患者教育、提高访视频率有助于改善此状况。

二、焦虑障碍诊疗模式

随着人类疾病谱由传染性疾病向慢性、非传染性疾病的变化，心理社会因素在疾病中的重要作用被逐步揭示，以往的生物医学模式已不足以阐明人类健康和疾病的全部本质，人们对于健康的要求已不再停留在身体无病的水平。于是，生物-心理-社会医学模式应运而生。生物-心理-社会医学模式强调医学服务的对象是完整的人，是生活在一定的社会环境中、具有复杂心理活动的人，而不仅仅是一架"生理机器"。精神障碍与躯体疾病一样，也是生物、心理、社会因素共同作用的结果，其防治必须采取生物-心理-社会的综合措施。对于焦虑障碍，应激性生活事件、人格特征、社会阶层、经济状况、文化背景、家庭因素、人际关系等心理社会因素在发病过程中的作用更不能忽视。因此，各国的防治指南均将心理社会干预、心理治疗作为焦虑障碍防治的重要方面，消除症状只是治疗的一方面，将减少复发、改善预后、恢复社会功能作为治疗目标已成为焦虑障碍治疗的共识。

从基于个人经验的传统医学向循证医学过渡，是当代医学发展的趋势。相对于躯体疾病，精神障碍较为缺乏客观化的症状评估、临床诊断、疗效判断工具，诊疗过程对个人经验的依赖性较强。为了规范精神科医务人员的诊疗行为，各国的精神障碍防治指南均是依据循证医学理念而制定，根据不同临床证据的类型和证据等级，决定其对于临床决策的价值。以焦虑障碍为例，近年发布的焦虑障碍防治指南[包括 2015 年发布的《新加坡卫生部临床实践指南：焦虑障碍》、2014 年发布的《英国精神药理学协会关于焦虑障碍、创伤后应激障碍、强迫障碍的循证药物治疗》、2014 年发布的《加拿大关于焦虑障碍、创伤后应激障碍、强迫障碍的临床实践指南》、《中国焦虑障碍防治指南》（第一版）]均对不同类型临床证据的证据等级、与之相应的推荐等级进行说明，以供读者参考，并在文末详细列出所有循证证据的文献来源。

基于循证医学证据、参照国际公认的诊断标准和评估工具，结合疾病特征及患者个体特点而采用的规范化诊疗措施，已成为精神障碍临床诊疗的共识。考虑到焦虑障碍与心理社会因素密切相关、慢性化病程、易复发、社会功能损害严重等特点，焦虑障碍的规范化诊疗措施包括：标准化评估、国际通用的诊断标准及配套的诊断工具、全病程综合防治措施。这些措施有利于提高临床诊断的准确率，缩短临床治疗周期，提高临床痊愈率，减少复发，提高生活质量，恢复社会功能。

临床路径的理念与规范化诊疗不谋而合。临床路径在国外应用已有近 30 年的历史，国内应用不足 10 年。临床路径是针对某一疾病建立的一套标准化治疗模式与治疗程序，是以循证医学证据和指南为指导而制定，具有规范医疗行为、提高医疗质量、确保医疗安全、降低医疗成本的作用。相对于指南，临床路径的内容更为简洁，更具可操作性。自 2009 年我国启动临床路径工作后，国内多个单位对精神障碍开展临床路径探索工作。2012 年卫生部下发了《卫生部办公厅关于印发双相情感障碍等 5 个重性精神病病种临床路径的通知》的指导原则，我国精神障碍的规范化诊疗工作进入了新的发展阶段。

第三节　焦虑障碍的临床路径应用概况

目前国外尚无针对焦虑障碍患者临床路径应用的报道，与之相关的研究为采用临床路径模式对肿瘤、冠心病患者焦虑、抑郁情绪的筛查、评估与处理，结果提示临床路径较常规的治疗、护理措施更有利于发现、评估、改善上述患者的焦虑、抑郁情绪。2012 年我国卫生部印发的精神障碍临床路径主要涉及重性精神疾病，包括的病种为双相情感障碍、精神分裂症、持久的妄想性障碍、分裂情感性障碍和抑郁症，并未囊括焦虑障碍。山西医科大学第一医院精神卫生科于 2009 年开始进行临床路径方面的工作探索，并于 2010 年正式实施；之后根据在山西省内六家精神卫生机构的实践情况、参照 2012 年卫生部发布的 5 个重性精神病病种临床路径，经数次修订，于 2014 年出版了《常见精神疾病临床路径》一书，焦虑障碍及强迫障碍在其中属于"神经症性、应激相关及躯体形式障碍临床路径"这一章节。在该书中，将诊断符合 ICD-10 F40 恐怖性焦虑障碍、F41 其他焦虑障碍者统一纳入"焦虑障碍临床路径"；将诊断符合 ICD-10 F42 强迫性障碍者纳入"强迫性障碍临床路径"。每一部分中，对于入径标准、检查方案、治疗方案、出院标准、标准住院日、住院费用、变异及原因分析、出径等内容均有详细阐述，并附临床路径表单及其他相关临床文书。上述内容为焦虑障碍的临床诊疗提出了针对性及可操作性强的指导手册，有利于临床工作更为规范、有序地开展。然而，该书将恐怖性焦虑障碍（包括广场恐怖、社交恐怖、特定的/孤立的恐怖）与其他焦虑障碍（包括惊恐障碍、广泛性焦虑障碍、混合性焦虑和抑郁障碍、其他混合性焦虑障碍、其他特定的焦虑障碍、焦虑障碍，未特定）整合为一体，未能充分考虑上述各亚型在临床表现、评估、诊断、治疗等各环节的特点。随着各亚型焦虑障碍病因学及临床诊疗相关研究的不断进展，未来的焦虑障碍临床路径有望进一步细化，既体现焦虑障碍的共性特征，也能反映不同亚型在临床诊疗中的个性化特点。

第二章 焦虑障碍研究进展

第一节 焦虑障碍的病因学研究进展

一、生 物 因 素

（一）遗传因素

焦虑障碍存在家族聚集性，不同亚型焦虑障碍的遗传度不同。家系研究显示，广泛性焦虑障碍的遗传度为 15%～32%，惊恐障碍遗传度为 33%～44%；社交恐怖症遗传度达 51%。荟萃分析提示，各类恐怖性焦虑障碍先证者的一级亲属存在较高的患病率，OR 值达 4.1；强迫性障碍患者的一级亲属具有较高患病率，OR 值为 4.0；同卵双生子研究患病率为 65%～85%。

目前普遍认为，焦虑障碍是由多个微效基因协同并与环境因素共同作用导致的疾病。其中，惊恐障碍、广泛性焦虑障碍、强迫性障碍的相关研究较其他亚型为多。惊恐障碍的遗传学研究涉及全基因组关联分析、基因表达、基因与临床关系研究等层面，其中儿茶酚氧位甲基转移酶（COMT）Val58Met 多态性位点与惊恐障碍的关联已被数个独立样本研究及荟萃分析证实。与惊恐障碍相关的基因涉及去甲肾上腺素（NE）基因、α_{2A} 肾上腺素能受体基因、γ-氨基丁酸 A（$GABA_A$）受体基因、5-羟色胺（5-HT）$_{1D}$ 受体基因、多巴胺（DA）D_4 受体基因、乙酰胆碱 N 受体基因等。有研究发现，广泛性焦虑障碍与 D_2 受体、5-HT 转运体（5-hydroxytryptamine transporter，5-HTT）受体、DA 转运体受体基因多态性相关。与强迫性障碍有关的基因则包括 $GABA_B$ 受体基因、5-HT$_{1D}$ 受体基因、5-HT$_{2A}$ 受体基因、COMT 基因、DA-D_4 受体基因、NMDA 受体基因、GRIK2 受体基因等。此外，全基因组扫描提示，惊恐障碍与染色体 7p、7q、9q、13q 等上的位点有关，特定的恐怖症与 14 号染色体有关。

（二）神经生理因素

大脑内存在由前额叶皮质、杏仁核、海马、下丘脑、前扣带皮质及其他相关脑区组成的情绪调控环路。近年神经影像和动物模型研究显示，上述脑区结构或功能异常可能与焦虑障碍有关。其中，前额叶皮质-杏仁核-丘脑结构与功能异常是较为一致的发现，被认为是焦虑障碍的病理生理基础之一。结构及功能磁共振成像研究发现，广泛性焦虑障碍患者表现为杏仁核体积增大，前额叶背内侧体积增大，杏仁核、前额叶背内侧活动增加；也有研究提示杏仁核激活增强、前额叶脑区活动水平低下，以及二者间功能连接强度减弱是广泛性焦虑障碍的特征。惊恐障碍存在杏仁核和颞叶的体积减小；杏仁核、海马、下丘脑、脑干的糖代谢量降低；以及双侧额区的脑血流量显著降低。强迫性障碍表现为眶额皮质-纹状体-丘脑-皮质环路结构、功能异常，其发病可能与选择性基底节功能失调有关。强迫性障碍患者可见双侧尾状核体积缩小、尾状核及眶额皮质外侧代谢率升高、血流增加；5-HT 再摄取抑制剂（SSRIs）或行为疗法治疗后，患者尾状核、眶额叶、扣带回的过度活动下降。SSRIs 类药物可以改善焦虑障碍患者异常增高的杏仁核、岛叶、扣带回异常活动。正电子发射断层扫描（PET）研究发现，特殊恐怖症患者暴露于恐惧刺激之下时，出现前扣带回、杏仁核、海马区域血流增强；单纯恐怖症患者前额叶皮质激活增强；社交恐怖症患者体验预期性焦虑时，右背外侧前额叶、左内侧颞叶皮质和左侧杏仁核-海马区域血流增强。

脑电图研究表明，焦虑障碍患者 α 节律较非焦虑人群少，且 α 活动多在较高频率范围；提示焦虑患者常处于高度警觉状态。事件相关电位（event-related potentials，ERP）因其较高的时间分辨率（毫秒级），可以较为精确地反映大脑认知过程。焦虑的认知理论认为，焦虑患者在早期自动加工阶段存在对威胁信息的加工偏向，即负性加工偏向。焦虑障碍不可控制的担心，尤其是浮游性焦虑正是对环境中威胁刺激的早期自动加工偏向所致，这一结论已被采用不同ERP指标（如晚期正成分、失匹性负波等）的多项研究及荟萃分析所证实。

（三）神经生化因素

神经生化因素与焦虑障碍的关系，主要源于动物实验及人类精神药理学机制研究。单胺能神经递质与焦虑障碍关系密切，应激性刺激可导致单胺类递质如 NE、5-HT、GABA、DA 释放和再摄取的改变。

1. 5-HT 5-HT 在中缝核的背侧及腹侧区域合成，其纤维投射至端脑，包括额叶皮质、边缘系统脑区如海马、杏仁复合体和中脑导水管周围灰质（PAG）。动物实验发现，抑制 5-HT 释放具有抗焦虑效应；但在杏仁核微注射 5-HT 激动剂也发挥抗焦虑效应，提示 5-HT 作用的发挥依赖于所处的脑区及受体类型。PAG 激活导致 5-HT 释放增加，进而引起防御行为、抑制惊恐样反应。敲除 5-HT1A 受体基因可导致小鼠焦虑样行为增加，探索行为减少；过度表达 5-HT1A 受体的转基因小鼠，表现为焦虑样行为减少，探索行为增加。强迫性障碍患者 5-HT 功能异常的相关证据包括：尾状核 $5-HT_{2A}$ 受体复合物增加；SSRIs 类治疗强迫性障碍有效，缺乏抑制 5-HT 再摄取的其他 TCAs 类，对强迫性障碍效果不佳；给患者口服选择性 5-HT 激动剂 mCPP，可使强迫症状暂时加剧；强迫症状减轻伴有血小板 5-HT 含量、脑脊液 5-HT 代谢产物 5-羟吲哚醋酸（5-HIAA）下降。

2. NE 蓝斑是中枢神经系统 NE 能神经纤维最为密集的区域，含有整个中枢神经系统 50%以上的 NE 能神经元，有神经纤维投射到海马、杏仁核、边缘叶、额叶皮质。对蓝斑电刺激可导致动物的惊恐反应及焦虑样症状，同时有蓝斑神经冲动发放增加和中枢性 NE 更新加速。应激诱导的 NE 释放可促进模型动物的焦虑样行为。杏仁核 NE 释放增加，导致焦虑的自主神经反应，如心率加快；海马 NE 释放与记忆存储功能有关，提示 NE 在调节性恐惧和惊恐障碍中的作用；NE 水平增高致使丘脑 α_1 受体持续激动，导致警觉性增加、易激惹、睡眠障碍等焦虑症状。研究发现，焦虑障碍患者血液、脑脊液及尿液中 NE 代谢产物增加；减少蓝斑发放、降低 NE 能活动的药物，如 α_2 受体激动剂可乐定、苯二氮䓬类、普萘洛尔、吗啡、内啡肽、三环类抗抑郁药等可减轻焦虑症状；而促进蓝斑 NE 增加的药物如 α_2 受体拮抗剂育亨宾可以诱发焦虑。

3. GABA GABA 为主要的抑制性神经递质，苯二氮䓬类（BDZ）药物能迅速控制惊恐障碍的发作，这与 BDZ-GABA$_A$ 受体复合体抑制神经兴奋传导有关。BDZ 作用于 GABA$_A$ 受体，形成复合体，进而使神经传导显著减慢；用药物阻断 BDZ 受体，可使实验动物产生急性焦虑症状。GABA 能神经传导减弱可导致抽搐发作及焦虑状态，突触间隙 GABA 浓度增加具有抗癫痫、神经保护及抗焦虑效应。BDZ 是 GABA-A 受体激动剂，通过氯离子通道发挥作用。GABA 能神经元可抑制背侧中缝核 5-HT 释放，从而减少焦虑反应。PET 研究发现，惊恐障碍患者额叶、颞叶、顶叶 BZD 受体结合力下降，特别是背外侧前额叶，且这一异常与焦虑症状严重程度呈正相关；海马、海马旁回 BDZ 受体结合力增加。广泛性焦虑障碍患者外周血 GABA 受体密度下降，mRNA 也减少，当焦虑水平下降时，上述指标也恢复到正常。PET 研究发现，广泛性焦虑障碍患者左侧颞极 GABA 受体结合率降低；有研究发现，社交恐怖症患者外周血中 BDZ 受体密度减少。

4. DA 前额叶皮质 DA 释放则与警觉性增高有关；中脑皮质的 DA 能系统与情感行为和情感表达有关。焦虑障碍患者存在纹状体多巴胺受体密度下降。

（四）神经内分泌因素

神经内分泌功能紊乱与焦虑障碍有关。焦虑障碍患者可出现下丘脑-垂体-肾上腺轴、下丘脑-垂体-性腺轴活动异常，如促肾上腺皮质激素与皮质醇分泌亢进、地塞米松抑制实验脱抑制、催乳素水平升高等。其中，下丘脑-垂体-肾上腺轴（hypothalamic-pituitary-adrenal axis，HPA）异常在焦虑障碍发病中的作用研究较多。面对应激状况或预期性焦虑时，HPA轴激活，致使下丘脑促肾上腺激素释放激素释放增加，并促进垂体促肾上腺皮质激素释放；后者作用于肾上腺皮质，促进皮质醇的合成及释放入血。皮质醇水平增加将引发中枢神经系统的进一步反应，动员机体准备进行"战斗或逃跑"反应，其中的短期反应包括：交感神经系统活性增加，肾上腺素释放增加、心率加快、警觉性增强等；长期反应包括：HPA轴持续兴奋、肌肉组织血流和供能增加、免疫系统抑制、代谢改变，以及睡眠模式改变、情绪波动等变化。研究提示焦虑障碍患者处于高皮质醇水平状态。皮质醇具有昼夜节律性，其浓度可能随着患者的病程和病情发生变化。患者存在着HPA轴功能异常，且血浆、唾液皮质醇呈现高水平，以及对皮质醇唤醒反应呈高敏感性。

（五）感染和免疫因素

长期的焦虑症状可能降低人体的免疫功能，最为常见的是呼吸道感染。有研究报道广泛性焦虑障碍患者T细胞上的细胞因子受体CD25下降；IL-2、IL-8、可溶性白细胞介素-6受体升高，IL-6降低，T细胞功能异常。

（六）其他生物学因素

1. 神经肽　病理性焦虑还可能导致肽类物质如胆囊收缩素（CCK）受体释放及表达变化。CCK分为两种亚型，即CCK-A和CCK-B，二者分别主要分布于消化道和大脑。CCK受体广泛分布于中枢神经系统，特别是边缘系统脑区和大脑皮质。以大鼠为研究对象的焦虑动物模型，在暴露于环境刺激如社会隔离条件下时，表现为边缘系统脑区和前额叶皮质CCK-B受体表达增加；CCK-B激动剂可发挥抗焦虑效应。焦虑障碍患者血浆心房利钠肽（atrial natriuretic peptide，ANP）处于低水平，血浆ANP浓度增加或给予ANP受体激动剂均可降低焦虑，提示焦虑障碍和心脏利钠肽关系密切。

2. 氧化应激　氧化应激（oxidative stress，OS）是指机体在遭受有害刺激时，体内高活性分子如活性氧自由基（reactive oxygen species，ROS）和活性氮自由基（reactive nitrogen species，RNS）产生过多，超出机体氧化物的清除能力，使得氧化与抗氧化系统失衡，细胞进入氧化应激状态，从而继发细胞损伤。据估计，脑细胞消耗的氧大约 5%被还原成 ROS／RNS，若氧代谢产物超过了脑的抗氧化防御能力，核酸、蛋白质及神经元细胞膜上的脂质就会受到氧化损伤；当过多的重要大分子受到损害时，细胞功能受到显著影响，例如线粒体障碍、神经信号改变和神经发育异常，从而影响大脑的正常活动。研究显示，抗氧化防御机制与焦虑水平之间存在着密切联系。某些与 OS 相关的酶类如谷胱甘肽还原酶-1(glutathione reductase1）和乙二醛酶-1（glyoxalase1）在脑内的表达水平与焦虑相关；这些酶在焦虑水平高的小鼠品系中活性增高，在焦虑水平低的小鼠品系中活性降低；这两种酶在小鼠大脑皮质局部过度表达导致焦虑样行为增加，当其表达受抑制时，焦虑样行为降低。

二、心理社会因素

（一）不同心理学流派有关焦虑的学说

精神分析流派认为，焦虑是潜意识中与本我相关的性或攻击欲望与超我的惩罚之间的冲突。焦虑被理解为潜意识危险存在的信号，自我为回应这一信号，启动防御机制，阻止那些不能接受的想法进入意识。若信号不能启动有效的自我防御机制，则会产生更为强烈和持久的焦虑或其他神经症症状。换言之，焦虑是心理冲突的产物，同时也代表自我为消除冲突所作的努力。

行为主义流派认为，焦虑是对刺激的条件反应，是一种习得性行为。个体在外界环境中遇到危险性事件（非条件刺激）时，常有焦虑表现，如担心、焦虑、极度害怕，以及心动过速、过度换气、出汗等自主神经症状，这是一种本能的非条件反射。在这个过程中，各种内感性和外感性信息，都有可能作为条件刺激与非条件刺激结合，形成条件反射性学习。患者本身的错误认知继发于这一学习过程之后，且可以反作用于感知系统，增加个体敏感性，使个体不断地进行条件反射学习，导致反复的焦虑发作。

基于行为主义的理论，解决焦虑的办法就是"去条件化"。通过放松训练（如渐进肌肉放松、呼吸训练和生物反馈等）、暴露疗法（系统脱敏、冲击疗法）等技术治疗焦虑障碍患者，取得一定疗效。

认知心理学家认为，焦虑来源于认知偏差。由于先天遗传及后天环境塑造，某些人群对本不足以引起剧烈反应的内感性和外感性刺激自动地赋予错误意义，并当成危险信号进行灾难化评价。上述认知偏差一方面加重了刺激的反应强度，另一方面增加个体对相关刺激的警觉性，使得个体对刺激的反应强度和警觉性不断提高，最终形成恶性循环，导致焦虑反应及行为改变。当体验到大量的焦虑时，患者常采取注意回避策略，如回避某些场合、避免接触威胁刺激等。

在此理论基础上建立的认知行为疗法，其指导思想是在认知上帮助患者打破焦虑和躯体感觉敏感之间的恶性循环，在行为上帮助患者对引起焦虑发作的刺激进行脱敏。通过认知干预来纠正不良的认知习惯，降低患者的感受阈值；通过暴露疗法反复给予条件刺激而不给予非条件刺激强化，使条件反射逐渐减弱消失。

人本主义流派认为，焦虑起源于个体在幼年时期没有得到主要照顾者无条件、积极的关注及回应，个体对自己提出过高的要求，并渐渐发展出一套苛刻的自我评价标准，称之为"价值条件"，未达到价值条件，就会不断歪曲和否认自己的真实体验，以至于成功时还是会体验到焦虑。解决这种焦虑的途径为：发展一种真诚、无条件的积极关注以及共情的人际关系，在这种人际关系中体验真实的自己，并成为自己。

（二）精神应激因素

负性生活事件，尤其是童年期创伤性事件与焦虑障碍的发病密切相关。研究表明，焦虑障碍患者比一般人群遭受更多负性生活事件，主要涉及人际关系、婚姻与性关系、经济、家庭、工作等方面。究其原因，可能遭受不良事件多的个体更易罹患焦虑障碍；另一方面，可能患者的个性特点导致其对负性事件易感。精神应激因素具有如下特点：①强度往往不十分强烈，可能是多个事件反复发生，持续时间较长；②应激事件对于患者具有独特意义；③患者对于应激时间引起的心理困境往往有一定认识，也知道应该去设法消除事件影响，但难以诉诸行动；④应激因素不仅来源于外界，更多来源于患者的内心状态。

（三）人格及个性特点

人格是一个人固有的行为模式及日常活动中待人处事的习惯方式，代表个体的思维、情绪和行为的特征模式。焦虑障碍患者的人格特点涉及焦虑素质、神经质、情绪不稳定性以及易于引发负性情绪的倾向等方面。具备这些人格特点的人，情绪不稳定，在应对惩罚、挫折等应激性刺激时反应过于强烈，情绪激发后又很难平复下来，易于产生灾难化的认知模式和持久的焦虑反应，进而出现焦虑障碍。某些个性特征可能使个体对于应激事件更为敏感，从而出现焦虑症状。例如，个性古板、严肃、多愁善感、悲观、保守、敏感、孤僻者易患焦虑障碍。

（四）气质特点

研究者在婴儿和幼儿早期发现一种社会焦虑的气质倾向，表现为在陌生人或陌生环境面前极度的行为抑制（behavioral inhibition to the unfamiliar，BI）。有学者指出，BI气质增加了儿童发生多种焦虑和恐惧障碍的危险，可能是社交焦虑障碍的先兆。

（五）其他心理社会因素

来自不同层面的研究提示，不安全的依恋关系、父母精神病史、父母婚姻冲突、不良的父母养育方式（拒绝、过度保护、忽视、为子女的羞怯、糟糕表现感到羞耻）、儿童期被虐待、儿童期缺乏与成人的亲近关系、儿童期经常搬迁、学习成绩落后、存在信息加工偏差（高度聚焦自我的注意模式，采用回避、退缩等策略防止焦虑反应，对他人反应中的负面信息过分敏感）与焦虑障碍相关。

第二节　焦虑障碍的评估研究进展

焦虑障碍临床评估的作用在于：确认焦虑症状是否存在，以及焦虑的特征、内容、严重程度；明确症状发作及波动情况、持续时间、病程特点；了解社会功能损害情况；了解患者人格特征；明确有无诱发因素及相关危险因素（包括躯体因素及心理社会因素）。

一、焦虑症状的早期识别

早期识别、筛查焦虑症状，是临床评估的首要步骤。各国防治指南都强调在基层卫生保健机构早期识别焦虑症状的重要性。焦虑体验是日常生活的一部分，当其导致了有临床意义的苦恼，对职业、学业及其他重要领域的社会功能产生明显影响，则考虑个体可能罹患焦虑障碍。DSM-5建议通过询问3个简单问题来初步筛查焦虑症状：过去2周内在何种程度上因以下问题而困扰：感到紧张、焦虑、害怕、担忧；感到恐慌或受到惊吓；回避使自己感到焦虑的场所。

如果上述问题的得分为中、重度，则应接受进一步的评估。针对不同的焦虑障碍亚型，研究者开发出了不同的筛查工具，2014 年发布的《加拿大关于焦虑障碍、创伤后应激障碍、强迫障碍的临床实践指南》（简称《2014 加拿大指南》）对此进行了综述。

二、病 史 采 集

病史采集应包括所有可能的信息来源，包括患者、家属及其他知情者。当不同来源的信息不一致时，应在进行精神状况检查时加以澄清或补充额外信息。病史采集的信息应全面，包括起病年龄、相关躯体、心理和社会因素、焦虑发作的具体特征、病程特点、既往病史和共病、治疗情况、个人史及家族史等。其中，焦虑的内容、症状特点、发生背景是病史采集的重点，有助于明确焦虑障碍的亚型诊断。

2015 年发布的《新加坡卫生部临床实践指南：焦虑障碍》（简称 2015 新加坡指南）指出，应明确患者是否存在共患的躯体疾病或物质滥用，因为躯体问题本身可能导致焦虑症状、使治疗复杂化，或使患者需要额外的治疗干预。该指南列举了各类可能出现焦虑样症状或使焦虑症状恶化的躯体情况，涉及内分泌及代谢、心血管、呼吸、消化、神经、血液等系统，以及药物或精神活性物质使用等方面。该指南指出，后续应进行全面、综合的体格检查及实验室检查以进一步明确躯体情况。《2014 加拿大指南》、2014 年发布的《英国精神药理学协会关于焦虑障碍、创伤后应激障碍、强迫障碍的循证药物治疗》（简称《2014 英国精神药理学协会指南》）指出，焦虑障碍的危险因素包括：焦虑障碍家族史、既往患焦虑障碍或情感障碍、儿童期应激性生活事件或创伤、不良父母教养方式、女性、独身、受教育水平低、患慢性躯体疾病、长期存在社会经济问题。存在上述危险因素者更容易患焦虑障碍，应引起医师的格外重视。

三、躯体情况评估

开始治疗前，应进行体格检查（包括神经系统检查）、常规的实验室检查及其他辅助检查，以排除器质性因素所致焦虑障碍。治疗过程中，为评估药物对患者的疗效及可能的不良反应，也应定期进行体格检查监测、实验室检查监测、电生理监测、影像学监测等。尤其应注意甲状腺功能和肾上腺功能及心电图检查；检查时机以发作时或发病期为佳。

具体检查项目包括：

1. 实验室检查　血细胞分析、尿液检查、粪便常规、肝功能、肾功能、血脂、电解质、血糖、甲状腺功能系列、激素、血药浓度、免疫检测、贫血相关检查、感染性疾病筛查（甲、乙、丙、戊肝，梅毒，艾滋病病毒）、凝血系列、心肌酶、肌钙蛋白等。

2. 电生理检查　心电图、脑电图/脑电地形图、诱发电位等。

3. 影像学检查　胸部正侧位片、腹部彩超、头颅 CT/MRI 等。

4. 其他　脑磁图、多导睡眠图、脑部超声、脑近红外成像、脑 SPECT、脑 PET 等。

四、精神状况检查

围绕精神性焦虑和躯体性焦虑两大核心症状群展开精神状况检查。前者指患者主观体验到的紧张焦虑，主要根据患者的表述来判断；后者指以躯体症状或躯体语言为表现的焦虑，即焦虑的外在表现，根据患者表述及检查者观察来判断。对于疑诊焦虑障碍的患者，除了重点询问、核实上述症状群，还应关注焦虑障碍患者可能存在的其他症状和共病情况，如抑郁症状群、认知功能。此外，应评估患者的自杀、自伤风险，尤其是共病人格障碍、物质滥用、情感障碍时自杀风险增高；为缓解焦虑情绪而采取的、不以死亡为目的的自伤行为也应引起高度重视。

五、量 表 评 估

（一）评估内容

焦虑障碍的评估内容包括症状评估、认知功能评估、副作用评估、依从性评估、社会功能评估、社会心理因素评估及人格评估等方面。

1. 症状评估　包括对于普遍焦虑水平及特定焦虑症状的评估。前者包括临床疗效总评量表-病情严重程度（CGI-SI）、临床疗效总评量表-疗效总评（CGI-GI）、汉密顿焦虑量表（HAMA）、焦虑自评量表（SAS）、贝克焦虑量表（BAI）、状态-特质焦虑问卷（STAI）等。后者包括惊恐相关症状量表（PASS）、惊恐障碍严重度量表（PDSS）、Mark Sheehan 恐惧量表（MSPS）、Liebowitz 社交焦虑量表（LSAS）、社交回避及苦恼量表（SAD）、Yale-Brown 强迫量表

（Y-BOCS）、医院焦虑医院量表（HAD）广泛性焦虑自评量表（GAD-7）、惧怕否定评价量表（FNE）、恐惧问卷（FQ）、杜克简易社交恐惧量表（DBSPS）、社交恐惧和焦虑问卷（SPAI）、交流恐惧自陈量表（PRCA-24）、羞怯量表（SS）、交往焦虑量表（IAS）等。

2. 认知功能评估　威斯康星卡片分类测验表（WCST）、Stroop 测查表、可反复测查的成套神经心理状态评估工具（RBANS）、韦氏成人智力量表（WAIS）、韦氏记忆量表、精神状态检查量表（MMSE）、蒙特利尔认知评估量表（MoCA）、单项认知功能检查（记忆力、视空间、执行功能、注意力、语言、操作能力等）等。

3. 副作用评估　针对药物治疗可能出现的副作用进行评估。考虑到与焦虑障碍用药可能涉及的副作用，常用的量表包括 UKU 副作用量表（UKU）、治疗时出现的症状量表（TESS）、亚利桑那性体验量表（ASEX）等。

4. 依从性评估　评估接受药物治疗的依从性，常用量表为药物依从性评定量表（MARS）。

5. 社会功能评估　包括功能大体评定量表（GAF）、社会功能缺陷筛选量表（SDSS）、日常生活能力量表（ADL）、功能缺陷评定量表（WHO DAS-II）、个人和社会功能量表（PSP）、生活质量量表（SF-12）等。

6. 社会心理因素评估　社会心理因素与焦虑障碍的发病、治疗措施选择、病情转归均有密切关系，可根据患者具体情况选择以下量表：自尊量表（SES）、生活事件量表（LES）、家庭环境量表（FES）、婚姻关系类型问卷、儿童期创伤问卷（CTQ）、社会支持评定量表（SSRS）、防御方式问卷（DSQ）等。

7. 人格评估　焦虑人格特征、强迫人格特征等与焦虑障碍的发病有关，也是进行心理治疗、预后判断的参考因素。主要包括明尼苏达多相个性调查表（MMPI-2）、艾森克人格问卷（EPQ）、卡特尔 16 种人格因素问卷（16-PF）。

（二）部分症状评估工具简介

1. 汉密顿焦虑量表（Hamilton anxiety scale，HAMA）　HAMA 由 Hamilton 于 1959 年编制，是评定焦虑症状最经典、最为常用的他评量表。HAMA 包括 14 个项目，采用 0～4 分的 5 级评分法，各级的标准为：（0）为无症状；（1）症状轻微；（2）有肯定的症状，但不影响生活与活动；（3）症状重，需加以处理，或已影响生活与活动；（4）症状极重，严重影响生活。评定由经过培训的医师进行，采用交谈与观察的方式。做一次评定需 10～15 分钟。主要结果为总分和躯体性、精神性因子分。躯体性焦虑因子由第 7～13 项组成，其余 7 项组成精神性焦虑因子。总分超过 29 分，可能为严重焦虑；超过 21 分，肯定有明显焦虑；超过 14 分，肯定有焦虑；超过 7 分，可能有焦虑；如小于 6 分，病人可能没有焦虑症状。一般以 HAMA14 项 14 分为分界值。

2. 焦虑自评量表（self-rating anxiety scale，SAS）　SAS 是应用最广泛的焦虑症状自评工具之一，常用于焦虑症状的筛选。SAS 有 20 个条目，采用 4 级评分，按症状出现的频度进行评分，其标准为："1"没有或很少时间；"2"小部分时间；"3"相当多的时间；"4"绝大部分或全部时间。评定时间范围为过去 1 周。总分的阳性分界值为大于 40 分。

3. 贝克焦虑量表（Beck anxiety inventory，BAI）　BAI 由美国阿隆·贝克（Aaron T. Beck）等于 1985 年编制，是一个含有 21 个项目的自评量表，主要评定受试者被多种焦虑症状烦扰的程度。适用于具有焦虑症状的成年人。能比较准确地反映主观感受到的焦虑程度。BAI 主要适用具有焦虑症状的成年人。BAI 把受试者被多种焦虑症状烦扰的程度作为评定指标，采用 4 级分方法。其标准为"1"表示无；"2"表示轻度，无多大烦扰；"3"表示中度，感到不适但尚能忍受；"4"表示重度，只能勉强忍受。一般以总分大于或等于 45 分为分界值。

4. 状态-特质焦虑问卷（STAI）　STAI 的特点是简便，能直观反映患者的主观感受，尤其是能将"当前"（状态焦虑）与"一贯"（特质焦虑）区分开来。前者描述一种不愉快的短期情绪体验，如紧张、恐惧、忧虑；后者描述相对稳定的、作为人格特征且具有个体差异的焦虑倾向。STAI 是自评量表，分为 2 个分量表：状态焦虑问卷（S-AI）和特质焦虑问卷（T-AI），各 20 项，每项均 1~4 级评分。S-AI 按"此时此刻"的感觉评，T-AI 按"一贯"或"平时"的情况评，前者总分（1~20 项之和）反映当前焦虑症状的严重程度，后者总分（21~40 项之和）反映一贯或平时的焦虑情况。

5. 惊恐障碍严重度量表（panic disorder severity scale，PDSS）　PDSS 由 M K Shear 等于 1992 年编制，用于评定惊恐障碍患者症状严重程度。分为医师评定版本及患者评定版本。医师评定版本有 7 个条目，每个条目 5 级评分，0 为没有，4 为极度、弥散、近乎持续的症状，残疾或失能。评定时间范围一般为 1 个月。完成量表大概需 10~15 分钟，总分为 7 个条目得分相加后的平均值，得分范围 0~4。量表含 2 个因子成分，第 1、2 条构成因子 1，其余条目构成因子 2。

6. 惊恐相关症状量表（panic-associated symptom scale，PASS）　PASS 为医师用评定量表，评估 DSM-Ⅳ定义的惊恐障碍的核心症状。量表包括 5 个核心症状：情景性惊恐发作、自发的惊恐发作、有限症状的发作、预期性焦虑、恐惧性回避。分为 9 个条目，分别评定上述症状的频度和强度。

7. 广泛性焦虑自评量表（GAD-7） GAD-7 由 Spitzer 等编制，是一种简便有效的广泛性焦虑障碍（GAD）识别及评估工具，在国外已被广泛应用。该量表共有 7 个条目，每个条目 0～3 分，总分值范围 0～21 分。GAD-7 量表在临床实践中可以有效筛查 GAD 并评估其严重程度。答题者对过去 2 周当中这些表现出现的频率进行自评/估算：0：几乎没有；1：有些天存在某感觉；2：超过一半时间都是如此；3：几乎每天都是如此。原始分大于等于 10 分，表示需要接受关于广泛性焦虑症的进一步更详细的评估。

8. Liebowitz 社交焦虑量表（LSAS） LSAS 对 11 个社交情境（如对权威人士讲话）和 13 个操作情境（如在被注意的情况下走路）下的恐惧和回避进行评估。包含 4 个分量表：操作恐惧、操作回避、社交恐惧、社交回避，可计算恐惧总分、回避总分。将所有 24 个条目的分数相加得到总体严重程度分。评分为 4 级，0～3 计分。LSAS 的中文版本以总分≥38 分为分界值。

9. Yale-Brown 强迫量表（Y-BOCS） Y-BOCS 是由 Goodman 编制的针对强迫障碍各种症状表现和严重性的临床评估半结构化他评量表，共 10 个条目，包括症状检查表和严重性量表两部分。严重性量表中，强迫思维（5 项）和强迫行为（5 项）的严重性通过痛苦、频率、冲突、抵抗等维度来评估。每个条目都是 5 级评分，（0～4 计分），所有的条目合成总分（范围为 0～40 分）。症状检查表包括 62 种强迫思维和强迫行为，患者根据目前存在的症状进行选择。轻度：6～15 分（单纯的强迫思维或强迫行为，仅需要 6～9 分）：其症状已经对患者的生活学习或职业开始造成一定程度的影响；中度：16～25 分（单纯的强迫思维或强迫行为，仅需要 10～14 分）：表示症状的频率或程度已经对生活、学习或工作造成显著影响，导致患者可能无法有效完成原本的角色功能；重度：25 分以上（单纯的强迫思维或强迫行为，仅需要 15 分以上）：症状非常严重，完全无法完成原有的角色功能，甚至无法胜任生活自理。

第三节　焦虑障碍的诊断研究进展

如果初步筛查提示患者存在焦虑症状，则焦虑障碍的诊断与鉴别诊断过程就应该开始。诊断的确定应依据相关的诊断标准，并采用与诊断标准配套的诊断工具，通过病史采集、躯体评估、精神状况检查及量表测查等一系列过程而进行。诊断过程应结合发病时的家庭、社会、文化、行为习惯和期待等方面的背景考虑，其严重程度和（或）持续时间超出通常所理解或期待的范围；应找出可能引发焦虑症状的原因，如躯体疾病、抑郁障碍、物质使用障碍、继发于治疗药物、躯体形式障碍或精神病性障碍；澄清是否存在共病的诊断。

一、诊断用量表

不同的诊断体系对应各自的诊断工具，依据其进行定式或半定式的临床晤谈，有助于全面收集患者信息，最终做出诊断。常用的诊断用量表如下：

1. DSM-Ⅳ轴Ⅰ障碍用临床定式检查（研究版，SCID-I）　与 DSM-Ⅳ配套使用。

2. 国际神经精神科简式访谈问卷（MINI）　与 DSM-Ⅳ配套使用。

3. 神经精神病学临床评定量表（SCAN）　与 ICD-10 配套使用。

4. 复合性国际诊断交谈检查（CIDI）　与 ICD-10、DSM-Ⅳ均可配套使用。

5. RTHD-LVS　与《中国精神障碍分类与诊断标准》（第 3 版）（CCMD-3）配套使用。

二、诊 断 标 准

目前国际通用的精神障碍诊断标准主要包括 ICD-10 和 DSM-5。ICD-10 由世界卫生组织编写，于 1992 年发布；DSM-5 由美国精神病学会编写，于 2013 年发布。如前所述，ICD-10 与 DSM-5 在焦虑障碍相关章节纳入的病种并不一致。另外，由于 DSM-5 发布时间尚短，一些国外的焦虑障碍防治指南仍主要依据 DSM-Ⅳ体系而制定，把焦虑障碍、强迫性障碍、创伤后应激障碍同时进行讨论。

1. ICD-10 与 DSM 体系的区别　对于各焦虑障碍亚型，ICD-10 与 DSM 诊断体系在主要症状条目方面差异不大，但在某些方面有所区别。例如对于惊恐障碍，ICD-10 对惊恐发作进行了定性描述，而 DSM-Ⅳ、DSM-5 给出了量化的诊断条目标准。对于广泛性焦虑障碍，症状条目方面，ICD-10 更突出运动性不安和自主神经功能亢进症状，DSM 体系的症状描述更具体；病程方面，ICD-10 仅要求数周（通常数月），DSM 体系强调 6 个月病程；与神经症的关系方面，ICD-10 将焦虑障碍纳入"神经症性、应激相关及躯体形式障碍"章节，广泛性焦虑障碍也属于神经症范畴；DSM-Ⅳ则取消了神经症的诊断分类。

2. DSM-Ⅳ与 DSM-5 的区别

（1）DSM-5 中焦虑障碍的章节不再包括强迫障碍（被归入强迫及相关障碍）、

创伤后应激障碍、急性应激障碍（被归入创伤和应激相关障碍）。

（2）对于广场恐怖症、特定恐怖症和社交恐怖症，删除"18岁以上的成年患者能认识到他们的焦虑是过度的、不合理的"这一条目。

（3）对于广场恐怖症、特殊恐怖症和社交恐怖症，6个月的病程标准适用于所有年龄组（DSM-Ⅳ中6个月的病程要求局限于18岁以下）。

（4）惊恐障碍与广场恐怖在DSM-5中不再关联，各自独立诊断。

（5）对于社交恐怖症，"泛化的（generalized）"社交恐怖这一标注情况因其可操作性差而被删除，代之以"仅限于表演状态（performance only）"这一标注情况。

（6）将分离焦虑障碍归入焦虑障碍章节，并将其诊断标准的措辞修改，以更加符合成年患者的情况；删除"发病年龄必须在18岁之前"的条目，对于成年患者增加"病程至少6个月"这一条目。

（7）将选择性缄默症归入焦虑障碍类别。

（8）强迫及相关障碍是DSM-5的新章节，包括囤积障碍、抓痕（皮肤搔抓）障碍、物质/药物所致的强迫及相关障碍、由其他医学状况所致的强迫及相关障碍。拔毛癖亦归入这一类别。

（9）在强迫症、躯体变形障碍、囤积障碍的诊断中，对自知力标准进行了修正，指出这些障碍的患者可能存在自知力完整、不全或丧失等不同情况。

（10）将"与抽动症相关"作为强迫症的标准情况。

三、鉴 别 诊 断

（一）ICD-10、DSM-5关于不同焦虑障碍亚型鉴别及与其他精神障碍鉴别的阐述

1. 广场恐怖

（1）ICD-10鉴别诊断要点

1）有些广场恐怖患者因为总是能够回避所恐怖的情境而很少焦虑。

2）存在抑郁、人格解体、强迫症状、社交恐怖等其他症状，只要它们不主导临床相，并不妨碍广场恐怖的诊断。

3）若在恐怖症状刚出现时患者已有明显的抑郁，抑郁可能更应作为主要诊断。

（2）DSM-5 鉴别诊断要点：害怕、焦虑或回避的症状不能用其他精神障碍的症状更好地解释，例如：不能仅限于特定恐怖症，情境性的症状；不能只涉及社交焦虑障碍中的社交情况；不仅与强迫症中的强迫思维、躯体变形障碍感受到的躯体外形缺陷或瑕疵、创伤后应激障碍中创伤性事件的提示物、分离焦虑障碍的害怕离别等相关。

2. 社交恐怖

（1）ICD-10 鉴别诊断要点

1）常可有突出的广场恐怖与抑郁障碍，且两种障碍均可致患者"困于家中"。如果与广场恐怖的区分十分困难，广场恐怖应优先考虑。

2）除非能清楚地确定有充分的抑郁综合征，不应作抑郁的诊断。

（2）DSM-5 鉴别诊断要点：害怕、焦虑或回避不能用其他精神障碍的症状来更好地解释，如惊恐障碍、躯体变形障碍或孤独症谱系障碍。

3. 特定的恐怖

（1）ICD-10 鉴别诊断要点

1）特定的恐怖不同于广场恐怖和社交恐怖，通常不伴有其他精神科症状。

2）其中的血液-创伤恐怖与同类别的其他恐怖不同，它导致心跳缓慢，有时出现晕厥，而非心跳过速。

3）害怕特定的疾病（如癌症、心脏病或性病感染），应归于疑病障碍（F45.2），除非对这些疾病的恐怖与有可能染上这些疾病的特定情境有关。

4）如果有关疾病的信念达到妄想的程度，诊断应为妄想障碍（F22.0）。

5）如果患者认为身体的特定部位（常为面部）有异常或畸形，而客观上并不能为他人所观察到（有时被称为变形恐怖），则应视其坚信程度和持续性归于疑病障碍（F45.2）或妄想障碍（F22.0）。

（2）DSM-5 鉴别诊断要点：不能用其他精神障碍的症状更好地解释，包括：在广场恐怖症中的惊恐样症状或其他功能丧失症状；在强迫症中与强迫思维相关的事物或情况；在创伤后应激障碍中与创伤事件相关的提示物；在分离焦虑障碍中的离家或离开依恋者；在社交恐怖症中的害怕、焦虑和回避。

4. 惊恐障碍

（1）ICD-10 鉴别诊断要点

1）惊恐障碍必须与作为确定的恐怖障碍一部分出现的惊恐发作相区分。

2）惊恐障碍可继发于抑郁障碍，尤其在男性。如果同时符合抑郁障碍的标准，不应把惊恐障碍作为主要诊断。

（2）DSM-5鉴别诊断要点：不能用其他精神障碍来更好地解释，例如：在社交恐怖症中，惊恐发作不仅仅出现于对害怕的社交情况的反应；在特定恐怖症中，惊恐发作不仅仅出现于对有限的恐怖对象或情况的反应；在强迫症中，惊恐发作不仅仅出现于对强迫思维的反应；在创伤后应激障碍中，惊恐发作不仅仅出现于对创伤事件相关的提示物的反应。

5. 广泛性焦虑障碍

（1）ICD-10未列出鉴别诊断要点。

（2）DSM-5鉴别诊断要点：不能用其他精神障碍的症状来更好地解释，例如：惊恐障碍中的焦虑或担心惊恐发作；社交恐怖症中的负性评价；强迫症中的被污染或其他强迫思维；分离焦虑障碍中的与依恋对象离别；创伤后应激障碍中的创伤性事件的提示物；神经性厌食症中的体重增加；躯体症状障碍中的躯体不适；躯体变形障碍中的感到外貌存在瑕疵；疾病焦虑障碍中的感到有严重疾病；精神分裂症或妄想障碍中的妄想信念的内容。

6. 强迫性障碍

（1）ICD-10鉴别诊断要点

1）抑郁障碍与强迫障碍常同时存在，两者的鉴别可能很困难。对于急性发作的障碍，优先考虑首先出现的症状；如果两组症状都存在且都不占优势，一般最好将抑郁视为原发。对于慢性障碍，单独存在的那组症状中出现最频繁的应优先考虑诊断。

2）偶尔的惊恐发作或轻微的恐怖症状无碍于诊断。但是，见于精神分裂症、Tourett综合征、器质性精神障碍的强迫症状应视为这些障碍的一部分。

（2）DSM-5鉴别诊断要点：不能用其他精神障碍的症状来更好地解释，例如：广泛性焦虑障碍中的过度担心；躯体变形障碍中的外貌先占观念；囤积障碍中的难以丢弃或放弃物品；拔毛癖中的拔毛发；抓痕障碍中的皮肤搔抓；刻板运动障碍中的刻板行为；进食障碍中的仪式化进食行为；物质相关及成瘾障碍中物质或赌博的先占观念；疾病焦虑障碍中患某种疾病的先占观念；性欲倒错障碍中的性冲动、性幻想；破坏性、冲动控制及品行障碍中的冲动；重性抑郁障碍中的内疚性沉思；精神分裂症谱系及其他精神病性障碍中的思维插入或妄想性的先占观念；孤独症谱系障碍中的重复性行为模式。

（二）与其他精神障碍鉴别

1. 物质滥用　当存在以下情况，应高度怀疑物质使用障碍：①大量摄入酒精或其他成瘾物质；②有苯二氮䓬类药物滥用史；③存在通过上述物质缓解焦虑的行为模式；④有酒精或药物使用问题的个人史或家族史；⑤接受抗焦虑治疗的依从性不好、疗效欠佳。

2. 抑郁障碍　抑郁障碍是焦虑障碍最常见的共病情况之一。对于焦虑障碍患者应常规评估抑郁症状，以确定是否足以诊断抑郁障碍。

3. 精神分裂症　常伴有阶段性的焦虑。精神分裂症的认知、思维、情感、意志行为方面的特征性症状可资鉴别。

4. 进食障碍　因害怕在公共场合进食、担心他人的不良评价，可能存在社交回避，需要与社交恐怖鉴别；对于进食可有强迫观念、强迫行为，需要与强迫障碍鉴别。鉴别点：进食障碍的所有症状都围绕进食，核心是怕胖、想减轻体重。神经性贪食还有自我催吐、导泻等行为。

5. 人格障碍　表现可能与焦虑障碍相似，或与焦虑障碍共存。如强迫性人格障碍，特点为追求完美、追求秩序、追求控制，而非强迫观念和强迫行为，需要与强迫障碍鉴别；回避型人格障碍，对他人评价高度敏感，回避可能会尴尬或遭到排斥的场合，需要与社交恐怖鉴别；分裂型人格障碍，因无交往兴趣而回避社交，需要与社交恐怖鉴别。

6. 躯体化障碍　可伴有焦虑症状，但躯体症状为最基本和核心症状。

7. 冲动控制障碍　脑海中常被某个目标行为占据，为了达到兴奋或释放压力，要重复该行为的愿望越来越强烈。但这种行为不会依据刻板的规则进行，也不是对强迫观念的反应。

8. 疑病症　患者相信自己已经患上某种疾病；需要与强迫障碍鉴别，后者是因为怕被污染而染病，刻意回避可能被污染的环境。

（三）与躯体疾病鉴别

焦虑障碍与躯体疾病的关系可能存在以下几种情况，应通过系统的病史询问、体格检查及辅助检查加以澄清。

（1）未患躯体疾病，所有的躯体症状都是焦虑的继发性表现。

（2）患有躯体疾病，焦虑症状是原发性躯体疾病的症状表现，如甲状腺功能亢进。

（3）焦虑症状因躯体因素而诱发或加重，如酒精或物质滥用。

（4）焦虑障碍和躯体疾病同时存在，但二者互不相关。

第四节　焦虑障碍的治疗研究进展

健康宣教是焦虑障碍治疗开始前的重要环节。《2014 加拿大指南》、《2015 新加坡指南》均强调：所有患者均应接受健康教育，内容如下：①对疾病特点的解释，包括焦虑症状的性质及特征，必要时给予适当的保证，如告知患者经历的并不是一次"心脏病发作"；②治疗方式的选择、预期的治疗效果（包括治疗起效时间）、耐受性问题、病情恶化或好转的影响因素、复发征象；③支持性心理咨询；④必要时可提供书籍、网站等形式的自助信息。

药物治疗、心理治疗是焦虑障碍的主要治疗方式。一些物理治疗、替代疗法成为新的治疗选择，但临床证据尚不充分。治疗方式的选择取决于以下因素：患者偏好、求治动机、患者能否参与、配合治疗、疾病严重程度、医师的经验和技术、心理治疗的可获得性、患者之前对药物的反应、共患疾病情况。

焦虑障碍的治疗目标为：提高临床治愈率、使临床症状完全消失、恢复社会功能；加强长期随访，减少复发；改善预后，减少社会功能缺损。

一、药　物　治　疗

（一）抗焦虑药物种类

1. 选择性 5-HT 再摄取抑制剂（SSRIs）　代表药物：帕罗西汀、西酞普兰、艾司西酞普兰、舍曲林、氟西汀、氟伏沙明。SSRIs 在各国指南中都是焦虑障碍的一线用药，短期与长期治疗均有显著，耐受性良好。常见的不良反应包括头痛、易激惹、胃肠道不适、失眠、性功能障碍、体重增加、焦虑水平增加、困倦、震颤。为减轻胃肠道刺激，建议饭后服药。抗焦虑效应通常在 2～4 周后出现。建议以小剂量起始，缓慢加量，尤其是对于老年患者。

2. 5-HT 和 NE 再摄取抑制剂（SNRIs）　代表药物：文拉法辛、度洛西汀、米那普仑。抗焦虑效应 2～4 周后出现，对焦虑障碍伴抑郁症状和躯体症状者疗效较好。不良反应类型与 SSRIs 类似，目前尚缺乏焦虑障碍患者使用 SSRIs、SNRIs 耐受性的全面资料，但针对抑郁障碍患者的系统综述提示，SNRIs 的耐受性较 SSRIs 稍差。

3. 三环类药物（TCAs）　代表药物：丙米嗪、阿米替林、氯米帕明、多塞平、马普替林（四环类）。因抗胆碱能副作用，耐受性欠佳，过量时可能出现致死

（6）氟哌噻吨/美利曲辛（黛力新）：为复合成分，氟哌噻吨是抗精神病药，是突触后 D1、D2 受体抑制剂，通过 D2 受体发挥抗精神病作用。美利曲辛是抗抑郁药，属于 TCAs 类。具有抗焦虑、抗抑郁、兴奋作用，适用于轻、中度的焦虑及伴发抑郁患者，尤其是心因性、躯体疾病伴发的焦虑、更年期焦虑、酒精及药物依赖伴发的焦虑和抑郁。长期使用应注意锥体外系反应，尤其老年人。

（7）β 受体阻滞剂：代表药物普萘洛尔。用于治疗伴有自主神经更年紊乱的焦虑患者，可减轻躯体性焦虑症状，但单独使用对于治疗广泛性焦虑障碍作用有限。禁用于心脏传导阻滞、心动过缓、心脏功能不全、支气管痉挛、代谢性酸中毒、禁食患者。

（8）非典型抗精神病药：用于焦虑障碍治疗时，最好与一线抗抑郁药合用；仅作为二、三线药物使用。应注意镇静、体重增加、糖尿病、血糖、血脂异常或其他代谢反应、锥体外系反应。

（9）抗癫痫药：仅作为二、三线药物使用。不良反应包括胃肠道症状、体重增加、嗜睡、震颤、皮肤、血液系统副作用。建议监测血药浓度、肝功能。

（10）普瑞巴林：用于广泛性焦虑障碍、社交恐怖的急性期治疗、预防复发，可改善患者的抑郁症状、睡眠症状。仅作为二、三线药物使用。常见不良反应包括困倦、头晕、体重增加。

（11）单胺氧化酶抑制剂（MAOIs）：代表药物苯乙肼、吗氯贝胺。有研究证实其对于惊恐障碍、社交恐怖的疗效。仅作为二、三线药物。不良反应包括睡眠障碍、头晕、头痛、口干、震颤、恶心、出汗、心悸等。且服药时应忌服高酪胺饮食。

（12）抗组胺药：代表药物羟嗪（hydroxyzine）。镇静作用较轻，无依赖性，可用于广泛性焦虑障碍。

（二）药物治疗中需考虑的问题

1. 自杀和抗抑郁药在儿童青少年中的使用　2004 年 FDA 签署了一项警告：抗抑郁药在短期治疗儿童青少年抑郁症和其他精神障碍研究中增加了自杀观念和行为的风险。这是依据 24 项安慰剂对照的 9 种抗抑郁药治疗儿科患者的临床研究进行汇总分析的结果。因此，此类药物在儿童青少年中的使用，应在严格评估疗效和风险后决定，且在治疗中应仔细监测。

2. 停药反应　常发生于长期治疗基础上突然停药，甚至药物减量后 1～2 周内，症状持续时间一般较短，可在 1 天至 3 周内消失。应与疾病潜在的症状鉴别。如果确定是停药反应，应尽快恢复原治疗，建议减慢减药速度或逐渐停药，甚至

（6）氟哌噻吨/美利曲辛（黛力新）：为复合成分，氟哌噻吨是抗精神病药，是突触后 D1、D2 受体抑制剂，通过 D2 受体发挥抗精神病作用。美利曲辛是抗抑郁药，属于 TCAs 类。具有抗焦虑、抗抑郁、兴奋作用，适用于轻、中度的焦虑及伴发抑郁患者，尤其是心因性、躯体疾病伴发的焦虑、更年期焦虑、酒精及药物依赖伴发的焦虑和抑郁。长期使用应注意锥体外系反应，尤其老年人。

（7）β 受体阻滞剂：代表药物普萘洛尔。用于治疗伴有自主神经更年紊乱的焦虑患者，可减轻躯体性焦虑症状，但单独使用对于治疗广泛性焦虑障碍作用有限。禁用于心脏传导阻滞、心动过缓、心脏功能不全、支气管痉挛、代谢性酸中毒、禁食患者。

（8）非典型抗精神病药：用于焦虑障碍治疗时，最好与一线抗抑郁药合用；仅作为二、三线药物使用。应注意镇静、体重增加、糖尿病、血糖、血脂异常或其他代谢反应、锥体外系反应。

（9）抗癫痫药：仅作为二、三线药物使用。不良反应包括胃肠道症状、体重增加、嗜睡、震颤、皮肤、血液系统副作用。建议监测血药浓度、肝功能。

（10）普瑞巴林：用于广泛性焦虑障碍、社交恐怖的急性期治疗、预防复发，可改善患者的抑郁症状、睡眠症状。仅作为二、三线药物使用。常见不良反应包括困倦、头晕、体重增加。

（11）单胺氧化酶抑制剂（MAOIs）：代表药物苯乙肼、吗氯贝胺。有研究证实其对于惊恐障碍、社交恐怖的疗效。仅作为二、三线药物。不良反应包括睡眠障碍、头晕、头痛、口干、震颤、恶心、出汗、心悸等。且服药时应忌服高酪胺饮食。

（12）抗组胺药：代表药物羟嗪（hydroxyzine）。镇静作用较轻，无依赖性，可用于广泛性焦虑障碍。

（二）药物治疗中需考虑的问题

1. 自杀和抗抑郁药在儿童青少年中的使用　2004 年 FDA 签署了一项警告：抗抑郁药在短期治疗儿童青少年抑郁症和其他精神障碍研究中增加了自杀观念和行为的风险。这是依据 24 项安慰剂对照的 9 种抗抑郁药治疗儿科患者的临床研究进行汇总分析的结果。因此，此类药物在儿童青少年中的使用，应在严格评估疗效和风险后决定，且在治疗中应仔细监测。

2. 停药反应　常发生于长期治疗基础上突然停药，甚至药物减量后 1～2 周内，症状持续时间一般较短，可在 1 天至 3 周内消失。应与疾病潜在的症状鉴别。如果确定是停药反应，应尽快恢复原治疗，建议减慢减药速度或逐渐停药，甚至需要 2～3 个月的停药过程。

3. 苯二氮䓬类药物使用存在依赖风险

（1）有两种情况

1）较少见的情况：治疗剂量需要不断增加，才能取得原有效果。

2）较常见的情况：没有出现需要不断增加剂量的情况，也没有明显的渴求，但一旦想停药或减药，就会出现焦虑症状反跳，甚至出现惊恐发作。

（2）作用时间短的药物更易发生戒断症状，可能停药后很快发生；作用时间长的药物戒断反应可能发生在停药后 3 周。

二、心 理 治 疗

心理治疗是焦虑障碍的重要治疗手段。现代心理治疗的发展与应用最初都是基于神经症患者的，其中相当一部分是焦虑障碍患者。在精神药物治疗推广应用之前，心理治疗是焦虑障碍的主要治疗方法。

Meta 分析证实，个体及团体心理治疗对各类型的焦虑障碍均有效，尤其是暴露疗法、认知行为治疗（cognitive behavioral therapy，CBT）。总体而言，心理治疗和药物治疗对于焦虑障碍急性期治疗的疗效相当。随访研究及 meta 分析发现，CBT 对于各亚型焦虑障碍的疗效可持续 6 个月至 5 年。药物治疗与心理治疗联合应用是否疗效优于单一疗法，在不同亚型焦虑障碍的结论并不一致。因此，依据目前的临床证据，并不建议常规将心理治疗与药物治疗联合应用于焦虑障碍患者。除了暴露疗法与 CBT，其他心理治疗方法如催眠疗法、人际关系治疗、支持性心理治疗、精神动力学心理治疗的研究证据仍不足。

（一）焦虑障碍的心理治疗原则

1. 处理焦虑症状，采用方法：放松、生物反馈。

2. 处理恐惧或恐惧障碍，采用方法：放松和暴露（克服回避行为）。

3. 改变不恰当的焦虑认知，让患者了解焦虑是自限的，不会持续永久，也不会大难临头。

（二）基本心理治疗方法

1. 支持性心理治疗

（1）重要内容是患者与治疗医师间建立适当的治疗性关系，既要使患者感受到医师的关注和关心，也不能过多卷入患者的事件，应保持公正、客观的指导。

（2）一旦建立了恰当的治疗性医患关系，可采用倾听、解释、指导、减轻痛苦、提高自信心、鼓励患者自我帮助等支持性技术。

（3）自助是支持性心理治疗的最重要目的。

2. 行为治疗　治疗医师的工作是确定问题行为，通过消除去条件化的自然过程和认知改变来协助患者改变症状。

行为治疗的原则包括：①循序渐进：患者面对、处理的问题应由易到难；②行为分析：使用日记、量表等方式记录何时出现症状和行为（A）、有何诱因和促发因素（B）、会出现何种后果及可能的强化因素（C）；③实践或练习：将行为作业看成实验来实践完成，如达到目的，则意味成功；如没有达到目的并不意味着失败，而是有机会更多了解和认识问题，并考虑下一步治疗方案。

行为治疗的特殊技术包括：

1）放松训练：通过降低肌肉紧张和自主神经兴奋来减轻焦虑。对应激反应效果较好，对已经发展为焦虑障碍的患者，单独应用效果欠佳，应与其他技术结合使用。

2）暴露技术：用于治疗恐怖障碍。特定的恐怖单用此技术可取得效果，但对于社交恐怖、广场恐怖一般合并认知治疗效果较好。相关概念：①实体暴露（身临其境）：进入害怕的场合；②想象暴露或系统脱敏：让患者想象暴露的场景。③脱敏：采用缓慢、逐步递增的方法；④满灌：采用快速暴露的方法。近年来，通过应用自我调节和自我练习的暴露疗法已得到广泛应用，降低了 CBT 治疗的费用，且对于焦虑障碍同样有效。应用指导手册、计算机程序模拟练习治疗广场恐怖，效果良好。

3）社交技巧和自信心训练：适用于社交回避患者。①分析患者行为，包括面部表情、眼神接触、姿势、语调、交际语汇。②帮助患者在适当场合练习社交技能和自信。③可采用角色扮演。④鼓励患者院外练习并记录练习的过程、结果。

4）协议处理：用于矫正因社会后果而强化的异常行为。治疗目的首先是消除异常行为的强化源，然后是奖赏合理行为（社会性强化或物质奖励）。主要用于儿童青少年患者。

5）厌恶疗法：将不正常行为与负性强化（如轻度电击）结合。少用，疗效维持较短暂。

3. 认知治疗　认知疗法是基于如下发现：某些行为的症状和形成是因为不恰

当的思维方式而持续存在。其技术应用主要包括如下方面。

（1）让患者记录症状出现前、发生时的想法来确定其不恰当的思维方式。

（2）通过提问使患者检查其不恰当思维的逻辑基础。

（3）让患者考虑换一种看待问题的方式。

（4）鼓励患者进行真实性检验。

4. 认知行为治疗（CBT）　《2014 加拿大指南》指出，CBT 并不是一种单纯的治疗方法，而是一系列聚焦于处理那些导致、维持患者焦虑症状的因素的流程。CBT 将认知治疗与行为治疗的理念及技术进行了整合。认知技术主要包括识别、修正负性自动思维、功能不良假设及错误信念，行为技术主要包括暴露技术。个体治疗和团体治疗形式的 CBT 对于多数焦虑障碍均有效。

《2014 英国精神药理学协会指南》建议，焦虑障碍的 CBT 疗程为 8～20 小时。其中，广泛性焦虑障碍、惊恐障碍疗程为 16～20 小时；社交恐怖的疗程为 14 个 90 分钟的 session，在大约 4 个月内完成；强迫性障碍的疗程约 16 小时。《2014 加拿大指南》建议，焦虑障碍心理治疗的疗程为 12～20 周。

5. 短程精神动力学心理治疗（焦点心理治疗，focal psychotherapy）　一般用于自卑、存在与他人关系长期相处困难的患者，其问题往往与潜意识的内心冲突有关，同时伴有情绪障碍、进食障碍或性的问题。治疗中帮助患者认识其障碍潜意识方面的内容，使之能控制自己的症状和异常行为，更好地处理应激性境遇。相对于长程精神动力学心理治疗，强调短程和有所侧重。

6. 长程精神动力学心理治疗（精神分析）　治疗目的是矫正在精神障碍发生前就已长期存在的思维和行为方式，可用于治疗长期存在的情绪问题，尤其是长期自卑、习惯自责者。主要技术：自由联想、回忆梦境并分析、应用移情。

三、物理治疗及替代疗法

1. 无抽搐电休克治疗（modified electric convulsive therapy，MECT）　《2014 英国精神药理学协会指南》《2014 加拿大指南》综述现有研究，均未发现 MECT 对恐怖性焦虑障碍、广泛性焦虑障碍、惊恐障碍、强迫症疗效的明确临床证据（缺乏随机、盲法对照试验），未推荐将其作为上述焦虑障碍的治疗选择。2014 年中华医学会精神医学分会专家组撰写的《强迫障碍诊疗概要》建议，MECT 不推荐用于强迫障碍的治疗，但如果患者共患有 MECT 适应证疾病（如抑郁障碍、不可控制的双相障碍躁狂发作、精神分裂症）时，会考虑 MECT 治疗的可能性。但需注意可能的麻醉风险和记忆损害。

2010 年《中国焦虑障碍防治指南》建议：焦虑障碍一般不推荐使用 MECT 治疗，但某些焦虑障碍患者反复发作，或在患者急性焦虑、尤其是运动性焦虑，有极度烦躁不安的自伤或伤人行为时，可短程应用电休克治疗。

2. 重复经颅磁刺激治疗（repetitive transcranial magnetic stimulation，rTMS）《2014 加拿大指南》综述了 rTMS 应用于不同亚型焦虑障碍的研究进展，具体如下：

病例报道提示 rTMS 可能对惊恐障碍患者有效，但一项小样本的随机对照试验（RCT）将 rTMS 作为 SSRIs 的辅助治疗手段，并未发现其较伪刺激对于惊恐障碍患者有明确疗效。

开放性试验提示，rTMS 可作为单一治疗或与 SSRIs 合用，用于治疗广泛性焦虑障碍，治疗 6 个月后其疗效仍可保持。

开放性试验提示，rTMS 可作为联合治疗手段，用于治疗难治性强迫性障碍。但采用伪刺激作为对照的研究结果不一致，兼有阳性及阴性结果，因此指南未将其作为强迫障碍的推荐治疗方式。

3. 替代疗法 《2014 加拿大指南》对于各类替代疗法用于焦虑障碍患者的疗效进行了综述。例如 RCT 研究提示，二氧化碳测定仪辅助的呼吸训练（capnometry-assisted respiratory training）、有氧运动可能改善惊恐症状；有氧锻炼、瑜伽、冥想、针灸疗法、某些中草药制剂（如薰衣草油、金英提取物、西番莲等）可能改善广泛性焦虑障碍患者的焦虑症状；某些脑刺激技术可能改善社交恐怖症、强迫性障碍的症状。但这些研究往往缺乏对照、方法学细节不充分、可重复性欠佳，故尚不能广泛推荐使用。

四、防治指南对于焦虑障碍的治疗建议

（一）惊恐障碍

1. 2010 中国指南

（1）药物治疗：①一线选择帕罗西汀、艾司西酞普兰[中国食品药物监督管理局（CFDA）批准的适应证]；②二线选择氯米帕明（CFDA 批准的适应证）；③苯二氮䓬类药物（阿普唑仑、氯硝西泮、地西泮、劳拉西泮）：SSRIs 治疗初期合用苯二氮䓬类药物可加快起效速度；④其他药物：其他 SSRIs（舍曲林、氟西汀、氟伏沙明）及文拉法辛、米氮平均为美国食品药物监督管理局（FDA）批准的用

于治疗焦虑障碍的药物，如上述一线、二线药物急性期治疗无效，可考虑换用。

（2）心理治疗：①心理治疗应和药物治疗一样作为惊恐障碍的主要治疗选择，尤其当患者处于妊娠期、哺乳期，应作为首选；②在有条件提供药物治疗的情况下，也应首先考虑心理治疗。药物治疗无效者，心理治疗或许有效，反之亦然；③心理治疗有助于巩固药物治疗的疗效，预防复发；④随机对照试验证实 CBT 对于惊恐障碍与药物疗效相当，联合治疗的疗效优于单独药物或认知行为治疗；⑤个案总结、对照研究、开放性试验显示精神动力学治疗（psychodynamic psychotherapy，PPT）对惊恐障碍有效；⑥其他心理治疗方法如家庭治疗、人际关系疗法、眼动治疗、情绪疗法等也用于惊恐障碍的治疗，但相关研究证据仍较少。

2.2014 英国精神药理学协会指南

（1）急性期治疗：①药物治疗：所有的 SSRI 类（西酞普兰、艾司西酞普兰、帕罗西汀、舍曲林、氟西汀、氟伏沙明）、某些三环类（氯米帕明、地昔帕明、丙咪嗪、洛非帕明）、文拉法辛、瑞波西汀、某些苯二氮䓬类（阿普唑仑、氯硝西泮、地西泮、劳拉西泮）、某些抗癫痫药（加巴喷丁、丙戊酸钠）（A）；②心理治疗：CBT（A）；③避免使用普萘洛尔、丁螺环酮、丁氨苯丙酮（A）；④选择药物时考虑患者的临床特点、需求、偏好及药物在当地的可获得性（S）；⑤SSRI 类为一线选择（S）；⑥如疗效欠佳，可增加剂量，但要注意对于 SSRI 及文拉法辛，有关剂量与疗效间关系的临床证据结论不一致（A）；⑦缓慢加量或用药初期合用苯二氮䓬类可减少不良反应（D）；⑧建议至少用药 12 周以取得疗效（A）。

（2）巩固维持期治疗：①治疗有效患者继续用药至少 6 个月（A）；②停药时应缓慢减药，以防止停药反应和反跳症状（A）。

（3）药物治疗与心理治疗的联合：①联合 CBT 和抗抑郁药物较单用药物疗效更好、不易复发（A）；②联用 CBT 和苯二氮䓬类（该类药物不建议长期应用）较单用药物疗效更好（A）。

（4）当首次治疗效果欠佳：①如果当前剂量可耐受，可增加剂量（A）；②可换用另一种有证据支持疗效的药物（D）；③如无禁忌证，可合用两类有证据支持疗效的药物（S）；④联用药物与心理治疗（A）。

注：括号中的大写字母表示推荐等级，下同。

3.2014 加拿大指南

（1）一线用药：西酞普兰、艾司西酞普兰、氟西汀、氟伏沙明、帕罗西汀、帕罗西汀控释制剂、舍曲林、文拉法辛缓释制剂。

（2）二线用药：阿普唑仑、氯米帕明、氯硝西泮、地西泮、丙咪嗪、劳拉西泮、米氮平、瑞波西汀。

（3）三线用药：安非他酮控释制剂、双丙戊酸盐、度洛西汀、加巴喷丁、左乙拉西坦、米那普仑、吗氯贝胺、奥氮平、苯乙肼、喹硫平、利培酮、反苯环丙胺。

（4）联合治疗：二线：阿普唑仑口腔崩解片、氯硝西泮；三线：阿立哌唑、双丙戊酸钠、奥氮平、吲哚洛尔、利培酮。

（5）不推荐：丁螺环酮、普萘洛尔、噻加宾、曲唑酮。

（6）其他建议：如对一线、二线用药均无效，则为难治性疾病。此时应重新考虑诊断，考虑共病情况；三线药物、联合治疗、生物及替代治疗可能有效。

（7）CBT 可作为最初的治疗选择。但对于合并中、重度抑郁障碍，惊恐发作频繁、严重者，迅速恶化的广场恐怖、自杀意念者，CBT 单独的疗效不足。

4. 2015 新加坡指南

（1）SSRIs、文拉法辛为惊恐障碍治疗的一线药物（Grade A，Level 1+）。

（2）丙咪嗪、氯米帕明可作为二线药物（Grade A，Level 1+）。

（3）苯二氮䓬类药物（阿普唑仑、氯硝西泮、地西泮、劳拉西泮）可在短期内与抗抑郁药物合用，以迅速起效。因其潜在的成瘾风险，苯二氮䓬类药物应在 4 周内逐渐减量、停用（Grade A，Level 1+）。

（4）考虑治疗的可获得性及患者偏好因素，CBT 或 CBT 与 SSRIs、文拉法辛联合治疗可用于治疗惊恐障碍（Grade A，Level 1++）。

注：括号中的大写字母表示推荐等级，Level 后的数字表示证据等级，下同。

（二）广泛性焦虑障碍

1. 2010 中国指南

（1）药物治疗：①SNRIs：文拉法辛、度洛西汀。②5-HT1A 受体部分激动剂：丁螺环酮、坦度螺酮。③SSRIs：帕罗西汀、西酞普兰和艾司西酞普兰、舍曲林、氟伏沙明。④苯二氮䓬类药物：地西泮、阿普唑仑（FDA 批准）、氯硝西泮、劳拉西泮。不建议苯二氮䓬类药物作为一线用药。原因：a. 对共病的抑郁症状无效；b. 易出现过度镇静、记忆受损、精神运动性损害等不良反应；c. 易出现耐受、滥用、依赖，停药后易出现戒断症状。⑤5-HT 受体拮抗和再摄取抑制剂（SARIs）：代表药物曲唑酮。适用于存在明显精神运动性激越、焦虑和失眠的患者。⑥TCAs 和杂环类药物：FDA 批准多塞平、阿莫沙平、马普替林治疗有抑郁和焦虑症状的患者；SFDA批准多塞平治疗焦虑性神经症的患者。⑦β受体阻滞剂：普萘洛尔可单独用于广泛性焦虑障碍。⑧抗精神病药：通常用于一线抗焦虑药物疗效不理想的患者。对伴有敏感多疑、偏执症状的焦虑患者较有效，如小剂量利培酮、喹硫平、奥氮平、齐拉西酮等。

（2）心理治疗：①CBT，疗程：a. 门诊：15～20次治疗性会谈，每次40～60分钟，约持续12周；b. 住院：15～20次治疗性会谈，每天1次，疗程3～4周，出院后再随访3～4个月（每1～2周会谈1次）。②精神动力学治疗：短程疗法。每周1次，共10～20次。治疗结束前一般安排2～3个月的随访。通过专业化技术帮助患者认识其焦虑的潜意识内容，使之能够自我控制情感症状和异常行为，处理应激性境遇。③维持治疗期的心理治疗：目的为保持患者的基本正常状态，减少、消除导致症状波动的持续因素、预防复发、解决患者心理社会问题。疗程；每月1～3次，8个月共20次左右。

2. 2014英国精神药理学协会指南

（1）急性期治疗：①药物治疗：SSRI（西酞普兰、艾司西酞普兰、帕罗西汀、舍曲林）、SNRI（度洛西汀、文拉法辛）、普瑞巴林、阿戈美拉汀、喹硫平、苯二氮䓬类（阿普唑仑、地西泮、劳拉西泮）、丙咪嗪、丁螺环酮、羟嗪、曲唑酮（A）。②SSRI类为一线选择（A）。③当SSRI类不适用时，SNRI类和普瑞巴林可作为替代的首选药物（A）。④高剂量的普瑞巴林与有效率增加相关（A）。⑤心理治疗：CBT、放松疗法（applied relaxation）（A）。⑥选择药物时考虑患者的临床特点、需求、偏好及药物在当地的可获得性，药物治疗和心理治疗在急性期疗效相当（S）。⑦急性期治疗应持续12周以获得疗效（S），但如果用药4周仍未起效，提示远期疗效欠佳（A）。

（2）巩固维持期治疗：①对于药物应答患者，继续药物治疗至少18个月（A）；②相对于其他心理治疗方法，CBT可以降低复发率（C）；③停药时应缓慢减药，以防止停药反应和反跳症状（A），这一减量过程应至少持续3个月（D）。

（3）在治疗初期并不常规合用药物治疗和心理治疗（A）。

（4）当首次治疗效果欠佳：①如果目前剂量可以耐受，考虑增加普瑞巴林的剂量（A）；②可换用另一种有证据支持疗效的药物（D）；③如SSRI或SNRI无效，可加用普瑞巴林作为增效剂（A）；④如SSRI、SNRI、普瑞巴林、丁螺环酮无效，可加用苯二氮䓬类（S）；⑤可考虑联用药物治疗与CBT（D）。

3. 2014加拿大指南

（1）一线用药：阿戈美拉汀、度洛西汀、艾司西酞普兰、帕罗西汀、帕罗西汀控释制剂、普瑞巴林、舍曲林、文拉法辛缓释制剂。

（2）二线用药：阿普唑仑、溴西泮、安非他酮缓释制剂、丁螺环酮、地西泮、羟嗪、丙咪嗪、劳拉西泮、喹硫平、沃替西汀。

（3）三线用药：西酞普兰、双丙戊酸缓释制剂、氟西汀、米氮平、曲唑酮。

（4）联合治疗：二线：普瑞巴林；三线：阿立哌唑、奥氮平、喹硫平、利培酮；不推荐：齐拉西酮。

（5）不推荐：β受体阻滞剂、pexacerfont、噻加宾。

4. 2015 新加坡指南

（1）SSRIs、文拉法辛均可作为一线用药（Grade A，Level 1++）。

（2）丙咪嗪可作为二线用药，应注意耐受性差、致死性药物过量等问题（Grade A，Level 1+）。

（3）米氮平因其抗焦虑作用，可作为二线用药（Grade A，Level 1+）。

（4）苯二氮䓬类药物不应用于长期治疗（Grade B，Level 1+）。

（5）普瑞巴林因其抗焦虑效果、且起效较快，可用于广泛性焦虑障碍患者，但对于存在物质滥用风险的患者使用该药物需谨慎（Grade B，Level 2++）。

（6）羟嗪（hydroxyzine）可与其他抗焦虑药物合用治疗广泛性焦虑障碍（Grade C，Level 2+）。

（7）普萘洛尔不推荐用于 GAD 的长期治疗（Grade B，Level 1+）。

（8）药物治疗需持续至少 32 周，因为停药后复发率高（Grade A，Level 1+）。

（9）CBT 是一线的心理治疗方法（Grade A，Level 1++）。

（三）社交恐怖症（社交焦虑障碍）

1. 2010 中国指南

（1）药物治疗：①SSRIs：帕罗西汀、舍曲林、艾司西酞普兰、西酞普兰、氟伏沙明。②SNRIs：文拉法辛。③苯二氮䓬类药物：因存在躯体依赖性、戒断症状的危险，对伴发抑郁的患者效果不显著，酒精或其他物质滥用的患者应谨慎使用。疗程 2～4 周。④TCAs 和杂环类药物：不推荐常规使用。⑤β受体阻滞剂：可改善患者的自主神经系统症状。⑥丁螺环酮。⑦单胺氧化酶抑制剂（MAOIs）。⑧加巴喷丁：有抗癫痫作用，可减轻社交焦虑症状，机制不明。

（2）心理治疗：①认知行为集体治疗（cognitive-behavioral group therapy，CBGT）：效果优于教育支持性集体心理治疗；②个别认知行为治疗：采用系统脱敏和暴露来治疗，鼓励患者在一名支持的听众面前发言或采用录像技术来反馈训练；③社交技巧训练（social skills training，SST）与自信心训练；④完善自我集体心理治疗。

2. 2014 英国精神药理学协会指南

（1）急性期治疗：①药物治疗：SSRI（艾司西酞普兰、氟西汀、氟伏沙明、帕罗西汀、舍曲林）、文拉法辛、苯乙肼、吗氯贝胺、某些苯二氮䓬类（溴西泮、氯硝西泮）、抗癫痫药（加巴喷丁、普瑞巴林）、奥氮平（A）；②心理治疗：CBT（A）；③避免使用阿替洛尔、丁螺环酮（A）；④选择药物时考虑患者的临床特点、需求、偏好及药物在当地的可获得性；药物治疗与心理治疗疗效相当（S）；⑤SSRI类为一线选择（A）；⑥SSRI 不推荐用高剂量（A），但可能较高剂量对某些患者有利（D）；⑦建议至少用药 12 周以取得疗效（A）。

（2）巩固维持期治疗：①治疗有效患者继续用药至少 6 个月（A）；②运用暴露疗法的认知治疗较药物治疗可更好地预防复发（A）；③药物治疗起效后，对高复发风险的患者应采用认知治疗（D）。

（3）尚无明确证据表明，治疗初期联用药物与心理治疗会较单一疗法有更好疗效（A）。

（4）当首次治疗效果欠佳：①如果当前剂量可耐受，可增加剂量（D）；②可换用另一种有证据支持疗效的药物（D）；③如无禁忌证，可合用两类有证据支持疗效的药物（S）；④如 SSRI 部分起效，可加用丁螺环酮（C）；⑤联用药物与心理治疗（A）；⑥其他疗法无效，可加用苯二氮䓬类（D）。

3. 2014 加拿大指南

（1）一线用药：艾司西酞普兰、氟伏沙明、氟伏沙明控释制剂、帕罗西汀、帕罗西汀控释制剂、普瑞巴林、舍曲林、文拉法辛缓释制剂。

（2）二线用药：阿普唑仑、溴西泮、西酞普兰、氯硝西泮、加巴喷丁、苯乙肼。

（3）三线用药：托莫西汀、氯米帕明、安非他酮控释制剂、双丙戊酸盐、度洛西汀、氟西汀、米氮平、吗氯贝胺、奥氮平、司来吉兰、噻加宾、托吡酯。

（4）联合治疗：三线：阿立哌唑、丁螺环酮、利培酮；不推荐：氯硝西泮、吲哚洛尔。

（5）不推荐：阿替洛尔、丁螺环酮、丙咪嗪、左乙拉西坦、普萘洛尔、喹硫平。

4. 2015 新加坡指南

（1）药物治疗或心理治疗均可单独作为 SAD 的一线治疗，选择何种治疗，根据患者偏好、经济情况等因素而定（Grade A，Level 1++）。

（2）SSRIs 或文拉法辛均可作为 SAD 的一线用药（Grade A，Level 1+）。

（3）如 SSRIs 或文拉法辛无效，吗氯贝胺（moclobemide）可用于治疗社交焦虑障碍（Grade A，Level 1+）。

（4）苯二氮䓬类药物可短期应用以临时缓解焦虑症状（Grade A，Level 1+）。

（5）不推荐 β 受体阻滞剂（普萘洛尔、阿替洛尔）治疗社交焦虑障碍，因为已被证实无效，但此类药物可用于表演焦虑（performance anxiety）（Grade B，Level 2++）。

（6）CBT 可作为一线治疗（Grade A，Level 1+）。

（7）为防止复发，SSRIs、文拉法辛、吗氯贝胺治疗社交焦虑障碍至少持续12 个月（Grade B，Level 2++）。

（四）特殊恐怖症

1. 2014 英国精神药理学协会指南

（1）暴露疗法是首选的治疗方法（A）。

（2）心理治疗疗效不佳者，可选用 SSRI（A）。

2. 2015 新加坡指南

（1）CBT 是特定的恐怖障碍的一线治疗方法（Grade A，Level 1++）。

（2）可短期应用苯二氮䓬类药物，以临时缓解焦虑症状，可作为暴露疗法的辅助（Grade B，Level 1+）。

（五）强迫性障碍

1. 2014 中华医学会精神医学分会强迫障碍诊疗概要

（1）药物治疗：①一线药物：舍曲林、氟西汀、氟伏沙明和帕罗西汀是由FDA 批准的治疗强迫障碍药物（排序按照 FDA 批准强迫障碍适应证的时间顺序），也同样被 CFDA 批准使用，耐受性更好。②二线药物：氯米帕明获得 CFDA 批准。出于安全性的考虑（惊厥、心脏毒性、认知损害、抗胆碱能不良反应、药物相互作用及过量致死性），通常一种或两种 SSRIs 治疗无效后才使用氯米帕明。③尚未获得 FDA、CFDA 的适应证批准，但是有 RCT 研究证据支持西酞普兰、艾司西酞普兰有效；少量研究提示换用文拉法辛、米氮平有效。④联合用药：主张单一用药原则，当足量足疗程的单药治疗方案效果不好时，可以考虑联合用药治疗方案。

1）抗精神病药单药治疗不作为强迫障碍的常规治疗，SSRIs 联合抗精神病药物可以增加疗效。常用的有氟哌啶醇、利培酮、喹硫平、奥氮平和阿立哌唑。

2）氯米帕明作为 SSRIs 的联合用药，相对于抗精神病药联合 SSRIs，在疗效上有优势，但安全性有劣势，一般放在抗精神病药的联合方案后推荐。

3）苯二氮䓬类药物也被用于 SSRIs 的联合用药治疗，但有研究提出氯硝西泮作为增效剂对强迫症状的治疗效果尚没有定论，可能只是改善了焦虑。

4）丁螺环酮、普萘洛尔、利鲁唑也可作为 SSRIs 的联合用药，但是证据都欠充分。

5）其他：锂盐、抗癫痫药（托吡酯等）、MAOIs、圣约翰草、曲马多在难治性患者中可能会有用，但尚无充足证据。

（2）心理治疗

1）CBT：一线心理治疗是个人或团体 CBT，主要技术有暴露和反应预防。治疗会谈次数、时间长短均因人而异，建议每周一次，每次 90～120 分钟，共 13～20 次。如果治疗有效，维持治疗 3～6 个月。

2）精神动力学治疗：通过向患者阐明症状之所以会持续存在的原因（如最佳适应、继发获益）来帮助患者克服阻抗，处理强迫症状带来的人际关系。也可以建议自助疗法。

3）家庭疗法：可缓和家庭内部存在的可加剧患者症状的心理压力的因素，或者改善症状相关的家庭问题。对于儿童青少年患者，推荐以家庭为基础的 CBT，以及注重人际系统改变的系统式心理干预，方法包括：心理教育、症状行为外化、症状监测，协助父母及同胞支持和犒赏患者完成暴露及反应预防家庭作业，并且让家庭成员避免无意中强化患者的仪式行为。对于成年患者，人际系统（夫妻及家庭）为对象的系统式心理干预显示更好疗效。

（3）其他治疗

1）MECT 不推荐用于强迫障碍的治疗，但当共患有适应证的疾病（如重度抑郁障碍、不可控制的双相情感障碍躁狂发作、精神分裂症）时会考虑治疗的可能性。

2）rTMS 和深部脑刺激（deep brain stimulation，DBS）都有文献报道，但证据有限，目前 FDA、CFDA 都未批准相关的适应证。

3）神经外科手术因为术后潜在的不良反应诸多，不作为推荐方案。

2. 2014 英国精神药理学协会指南

（1）急性期治疗：①药物治疗：氯米帕明、所有 SSRI（A）；②心理治疗：暴露疗法、CBT、认知治疗（A）；③选择药物时考虑患者的临床特点、需求、偏好及药物在当地的可获得性（S）；药物治疗与心理治疗疗效相当；④SSRI 作为首选药物（D）；⑤如 SSRI 在低剂量时疗效不足，可增加剂量（A）；⑥建议至少用药12 周以取得疗效（A）。

（2）巩固维持期治疗：治疗有效患者继续用药至少 12 个月（A）。

（3）药物治疗与心理治疗的联合：当需要疗效最大化，将 SSRI 或氯米帕明与心理治疗联用（D）。

（4）当首次治疗效果欠佳：①如果当前剂量可耐受，可增加剂量（A）；②可换用另一种有证据支持疗效的药物（D）；③如无禁忌证，可合用两类有证据支持疗效的药物（S）；④联用药物与心理治疗（A）；⑤将非典型抗精神病药作为增效剂与 SSRI 或氯米帕明联用（A）；⑥将 5-HT3 受体拮抗剂作为增效剂与 SSRI 或氯米帕明联用（A）；⑦将托吡酯（A）或拉莫三嗪（A）作为增效剂与 SSRI 联用；⑧将吗啡作为增效剂与 SSRI 联用（A）；⑨将利鲁唑作为增效剂与 SSRI 联用（C）。

3. 2014 加拿大指南

一线用药：艾司西酞普兰、氟西汀、氟伏沙明、帕罗西汀、舍曲林。

二线用药：西酞普兰、氯米帕明、米氮平、文拉法辛。

三线用药：静脉给予西酞普兰、静脉给予氯米帕明、度洛西汀、苯乙肼、曲马多，反苯环丙胺。

联合治疗：一线：阿立哌唑、利培酮；二线：美金刚、喹硫平、托吡酯；三线：氨磺必利、塞来昔布、西酞普兰、格拉司琼、氟哌啶醇、静脉给予氯胺酮、米氮平、N-乙酰半胱氨酸、奥氮平、昂丹司琼、吲哚洛尔、普瑞巴林、利鲁唑、齐拉西酮；不推荐：丁螺环酮、氯硝西泮、锂盐、吗啡。

不推荐：氯硝西泮、可乐定、地昔帕明。

药物治疗联合心理治疗较单独的药物治疗更优，但并不优于单独的 CBT。

4. 2015 新加坡指南

（1）药物治疗或心理治疗均可单独作为强迫性障碍的一线治疗，选择何种治疗，根据患者偏好、经济情况等因素而定（Grade A，Level 1++）。

（2）一线用药为适宜剂量的 SSRIs（氟伏沙明、氟西汀、西酞普兰、艾司西酞普兰、舍曲林、帕罗西汀），服药 10～12 周（Grade A，Level 1++）。

（3）如急性期服用 SSRIs（10～12 周）无效，可选用氯米帕明（Grade A，Level 1++）。

（4）如 SSRIs 和氯米帕明均无效，选用文拉法辛。服用高剂量文拉法辛可能升高血压，应监测血压（Grade A，Level 1+）。

（5）如果患者更偏好心理治疗，CBT 可作为首选（Grade A，Level 1+）。

（6）难治性患者或仅对 SSRIs、氯米帕明部分起效，可将 CBT 与上述药物合用（Grade B，Level 1+）。

（7）急性期药物治疗有效者，应继续药物治疗至少 12 个月（Grade A，Level 1+）。

五、焦虑障碍共病其他疾病的治疗

鉴于焦虑障碍与其他疾病共患比例较高，《2010 中国指南》《2014 加拿大指南》对于焦虑障碍共病躯体疾病、物质或酒精滥用、抑郁障碍的治疗原则进行了阐述。

（一）共病躯体疾病

1. 原则

（1）如果焦虑障碍继发于躯体疾病：应当首先以治疗躯体疾病为主，同时酌情考虑焦虑障碍因素。

（2）如果躯体疾病与焦虑障碍共病（二者间非因果关系）：应尽早开始针对焦虑障碍的治疗，因为焦虑症状可能会加重或恶化患者的躯体症状，加剧躯体疾病的进程。

（3）躯体疾病患者往往耐受性较差，抗焦虑治疗时药物应小剂量起始，逐渐加至适合的治疗剂量。

（4）选择对躯体各系统影响小的药物，如对心电图、血压等影响小的药物。

（5）考虑药物间相互作用，选择药物相互作用风险小的药物。

2. 药物选择的注意事项

（1）共病呼吸系统疾病：避免将苯二氮䓬类药物作为一线药物。

（2）共病心血管疾病：考虑药物对心电图、心率、血压、血脂指标的影响，定期监测相关指标。

（3）共病糖尿病、代谢综合征：抗抑郁药物中，阿米替林、米氮平、帕罗西汀也可能引起体重增加；如合用非典型抗精神病药物，也应考虑对血糖、血脂、体重的影响，定期监测相关指标。

（4）共病慢性疼痛：选择对焦虑及疼痛症状均有效的药物，推荐度洛西汀；也可选用 TCAs、SSRIs。

（5）存在脑部疾病或脑外伤、癫痫：多数抗抑郁药物可能降低癫痫发作阈值，应注意药物剂量及滴定速度。

（二）共病物质或酒精滥用

1. 由于共病风险较高，焦虑障碍治疗开始前应评估患者是否伴有物质或酒精滥用，不论物质或酒精滥用是原发性疾病或继发于焦虑障碍，均应同时考虑对物质/酒精滥用的治疗。

2. 物质或酒精滥用使患者症状更复杂，患者依从性差，疗效欠佳、预后不良。因此需要在开始焦虑障碍治疗前，制订针对物质或酒精滥用的脱毒治疗计划。

3. 注意事项

（1）长期饮酒或滥用物质，患者可能存在肝功能能损害，导致药物代谢能力下降，建议从小剂量起始，逐渐加至适合的治疗剂量。

（2）苯二氮䓬类药物药理作用与酒精类似，可能会作为诱发信号，触发患者对酒精的渴求，加重酒精滥用风险。因此酒精滥用患者尽可能避免使用苯二氮䓬类药物。

（3）抗焦虑药物治疗可缓解物质或酒精滥用患者的焦虑或抑郁情绪，但难以使其完全停用或酒精滥用。应评估药物与活性物质或酒精间的相互作用，如药物可能降低癫痫发作阈值，治疗时应密切监测。

（4）采用综合治疗措施，定期评估药物疗效和耐受性，给予个体化治疗。

（三）共病抑郁障碍

1. 特点

（1）共病抑郁障碍者，伴有更多的社会心理和社会功能损害，更多的焦虑和躯体症状主诉，自杀风险也较高，对药物反应更差。

（2）障碍患者对抗抑郁药早期不良反应更敏感，应从小剂量开始，逐渐加至治疗剂量。

2. 治疗建议

（1）苯二氮䓬类药物可能加重或恶化抑郁症状，应避免长期使用。

（2）选择对抑郁症状、焦虑症状均有效的药物，小剂量起始，逐渐增加到治疗剂量，可能高于治疗单纯抑郁障碍的平均有效剂量，个体化治疗。

（3）合用针对焦虑症状、抑郁症状的心理治疗方法，如 CBT。

（4）SSRIs、SNRIs 是焦虑障碍共病抑郁障碍的一线治疗选择，对于各亚型焦虑障碍与抑郁障碍共病均有效。

（5）喹硫平单一用药对于抑郁障碍与广泛性焦虑障碍、伴焦虑的抑郁障碍有效；阿立哌唑作为抗抑郁药的增效剂、利培酮单一用药对于抑郁与焦虑症状共病有效。

六、防治指南有关特殊人群焦虑障碍的治疗建议

（一）儿童青少年焦虑障碍

1. 2010 中国指南

（1）提倡综合干预，早期干预危险因素、发展保护因素。

（2）心理治疗是主要治疗手段，包括改善亲子关系、支持性心理治疗、认知行为治疗、家庭治疗、集体心理治疗等。心理治疗应适应患儿的年龄和发育水平，并应有父母参与。

（3）药物治疗作为辅助措施，常用药物包括苯二氮䓬类、SSRIs、SNRIs、NaSSAs、丁螺环酮、坦度螺酮等。注意根据病情及体质，小剂量开始，逐步调节。

2. 2014 英国精神药理学协会指南

（1）心理治疗对各亚型焦虑障碍患儿有效，但心理治疗与药物治疗两种方式单用或联合的相对效应仍不明确（强迫性障碍：联合治疗优于单一治疗）。

（2）如儿童青少年焦虑障碍患者对于心理治疗效果不显，可考虑药物治疗，对于这部分患者，收益应大于风险（S）。

（3）选择与成年患者相同的药物种类，将 SSRIs 作为一线用药；其中氟西汀是权衡潜在风险与收益后的最佳选择（B）。

（4）根据患儿年龄、体重来调节每日药物剂量，低剂量起始；快代谢的特点可能导致患儿需要成人剂量（S）。

（5）应仔细监测患儿，尤其是对于焦虑及激惹水平增高者；应注意许多儿童青少年难以描述自身情绪状态及药物副作用（D）。

3. 2014 加拿大指南

（1）应优先选择心理治疗，必要时考虑将其与药物治疗联合，联合治疗的效果不次于单一药物治疗。

（2）心理治疗的实施应适应患儿的年龄和发育特点，并有父母参与。

（3）CBT 对各亚型的焦虑障碍患儿有效，个体 CBT 和团体 CBT 均有效。

（4）功能损害严重、对 CBT 疗效不佳者，可考虑药物治疗。

（5）药物首选 SSRIs，以小剂量起始，缓慢加量；苯二氮䓬类药物仅限短期应用，用于迅速缓解严重焦虑症状，使患儿更易于参与心理治疗。

（二）老年焦虑障碍

1. 2010 中国指南

（1）健康教育、支持性心理治疗、CBT 可帮助老年患者改善焦虑症状，提高治疗信心、增加依从性。

（2）CBT 对老年人群的疗效不如年轻人明显。行为治疗的放松训练、生物反馈可让患者学习调节肌肉紧张状态及自主神经功能，对伴躯体症状的老年患者较适用。

（3）药物治疗

1）应根据药理特性、代谢特点合理选药，从小剂量开始缓慢加量，重视不良反应，把握治疗时限。

2）常用药物：苯二氮䓬类、SSRIs、SNRIs、NaSSAs、TCAs、四环类抗抑郁药、β 受体阻滞剂、丁螺环酮、坦度螺酮等。

3）注意事项：①苯二氮䓬类药物具有肌肉松弛、过度镇静、呼吸抑制、认知功能损害、成瘾性；②SSRIs、SNRIs 等抗抑郁药应从常用量的 1/3～1/2 起始，结合疗效、耐受性等情况缓慢加量，除了注意药物本身的副作用，还需注意与老年人躯体疾病合并用药间的相互作用。

2. 2014 英国精神药理学协会指南

（1）药物及心理治疗对老年焦虑障碍患者有益，SSRIs 相对于 TCAs 更为安全（S）。

（2）老年患者的用药方案与年轻患者类似，但应更加留意药物相互作用；肝肾功能损害者应采用低剂量；已经存在认知功能损害者，慎用有镇静作用的药物（S）。

（3）患心血管疾病者避免应用 TCAs（D）。

3. 2014 加拿大指南

（1）放松训练、CBT、支持治疗、认知治疗对老年焦虑障碍患者有效，疗效不次于药物治疗。

（2）SSRIs 是首选的药物治疗方案，不建议长期应用苯二氮䓬类药物，因老年患者对其不良反应更为敏感。

（3）老年患者对药物间的相互作用更为敏感。

（4）抗抑郁药、抗癫痫药、苯二氮䓬类药物增加老年患者骨折的风险。

（三）妊娠期、哺乳期妇女焦虑障碍

1. 2010 中国指南

（1）首选心理治疗，常用方法为 CBT。

（2）必要时可考虑短期药物治疗，权衡药物对症状的控制效果和对胎儿、婴儿的影响。应选用妊娠期安全证据相对较大的药物，如氟西汀、舍曲林、西酞普兰、帕罗西汀。

（3）一般不推荐使用苯二氮䓬类药物。妊娠初 3 个月使用此类药物会增加胎儿唇裂、腭裂风险，妊娠末 3 个月使用可引起婴儿松弛综合征或新生儿戒断症状。若妊娠期、哺乳期必须使用苯二氮䓬类药物，应最短时间内使用最小有效剂量，氯硝西泮、劳拉西泮为较佳选择。

（4）产前保健中进行心理卫生知识宣教，做好妊娠期心理咨询工作。

2. 2014 英国精神药理学协会指南

（1）应充分考虑精神科药物对妊娠、哺乳期妇女的风险，了解相关临床证据（S）。

（2）选择药物及心理治疗时权衡收益与风险，包括对胎儿的潜在风险（S）。

3. 2014 加拿大指南

（1）首选心理治疗，CBT 可能有效，但其对于妊娠期、哺乳期妇女疗效的证据仍不充分。

（2）SSRIs 安全性相对较好，但应充分权衡药物的收益与风险；苯二氮䓬类药物、非典型抗精神病药对于妊娠、哺乳期妇女安全性的证据不足。

4. 2015 新加坡指南

（1）如果一名正在因焦虑障碍服药的妇女计划怀孕或已怀孕，建议：停止用药，必要时开始 CBT；如果计划仍需用药，换用另一种更安全的药物（Grade D，Level 4）。

（2）如果考虑对一名计划怀孕、已经怀孕或哺乳期的焦虑障碍女性用药，建议：选择对母亲和胎儿/婴儿潜在风险最低的药物；以最低有效剂量起始，缓慢加量；尽量短的疗程；单用药而非联合治疗（Grade D，Level 4）。

（3）怀孕期间避免使用舍曲林、帕罗西汀、西酞普兰（Grade C，Level 2+）。

（4）妊娠期、哺乳期不应常规应用苯二氮䓬类药物，可在极度焦虑、激动时短期应用（Grade D，Level 4）。

（5）对于苯二氮䓬类药物的风险与收益的权衡，应个体化分析；采用最短疗程、最低剂量，或在妊娠前 3 个月避免使用（GPP）。

（6）如患者罹患妊娠期糖尿病或存在此风险，服用非典型抗精神病药应慎重（Grade D，Level 3）。

（7）哺乳期妇女应服用最低有效剂量，以减少婴儿的药物暴露（Grade D，Level 3）。

（8）如决定在产后服用抗抑郁药物，通常应建议产后女性停止哺乳（Grade D，Level 3）。

（9）相对于其他 SSRIs，帕罗西汀、舍曲林应用于无用药史的哺乳期妇女时，对婴儿的影响更小（Grade D，Level 3）。

（10）由于缺乏研究数据，氟伏沙明、文拉法辛、安非他酮及米氮平不应作为哺乳期妇女的一线用药，除非某些特定情况（Grade D，Level 4）。

（11）如哺乳期妇女曾服用某种 SSRI、TCA 或 SNRI 有效，且无其他禁忌证，该药物对于该女性为首选药物。服用抗抑郁药物前应进行个体化的风险-收益评估（Grade D，Level 4）。

（12）长期大剂量服用苯二氮䓬类药物的女性在哺乳期应继续服药，因为停用苯二氮䓬类药物可能导致婴儿的戒断症状。建议在婴儿长大一些时逐步减量、停药（GPP）。

（13）当哺乳期妇女服药苯二氮䓬类药物，应监测婴儿是否有镇静、嗜睡、喂养困难、体重减轻等迹象（Grade D，Level 4）。

第三章 焦虑障碍规范化诊疗

目前,规范化诊疗的理念与方法已经广泛应用于各类精神障碍的诊疗过程中。精神障碍的规范化诊疗是指依据循证医学证据,参照国际公认的诊断标准及配套的诊断工具,采用标准化评估工具和手段,结合患者的个体特点所采用的一系列有针对性的评估、诊断、治疗策略和方法。其目的在于提高诊断的准确率,缩短临床治疗周期,提高临床痊愈率,减少复发,提高生活质量,恢复社会功能。焦虑障碍同样需要遵循规范化诊疗的原则。焦虑障碍的规范化诊疗过程应注意以下方面:与其他精神障碍一样,焦虑障碍的发生、发展也是生物、心理、社会因素共同作用的结果,因此其防治应该采用涵盖生物、心理、社会因素的综合措施;焦虑障碍具有慢性化病程、易复发、社会功能受损明显的特点,因此其防治应贯彻全病程防治的原则。焦虑障碍的规范化诊治主要包括规范化的临床评估、规范化的诊断和规范化的治疗。

第一节 焦虑障碍的临床评估

一、病史采集

病史采集的来源包括患者本人及知情者,其中既有患者、知情者叙述的信息,也有病史采集者观察到的信息。对于焦虑障碍,患者是病史采集的主要对象,知情者提供的信息可作为参考,有助于明确与病情发生发展相关的主客观因素、判断疾病的严重程度。当不同来源的信息不一致时,应在进行精神状况检查时予以澄清。一般按照时间顺序了解病史,从起病、发展演变直至入院时的情况。病史采集的内容包括:

1. 起病时间、发病年龄

2. 起病原因或诱因及相关躯体、心理和社会因素

(1)躯体因素:躯体疾病或不适可能是焦虑障碍的诱因,焦虑症状也可以是躯体疾病的表现形式,应加以鉴别。

(2)心理和社会因素:是否存在不良生活事件及其影响。如有精神刺激,应了解其性质、强度、持续时间;注意生活事件可能与发病无直接时间上的关联(如

早年、儿童期的创伤经历）；注意了解发病后的经历、家庭及社会环境变化等情况。

3. 发作特征

（1）起病的缓急及早期表现。

（2）按照时间先后，了解疾病发展过程中患者认知、情感、意志行为方面的表现。

（3）有无躯体症状（包括自主神经系统症状和疼痛）。

（4）对于有诊断意义的临床症状应重点询问、澄清。

（5）澄清有无与鉴别诊断相关的重要症状，如抑郁体验。

（6）发病后的一般情况，包括睡眠、饮食、大小便情况、学习、工作情况等。

4. 病程特点

（1）症状为发作性还是慢性持续性

1）发作性病程：发作次数、频率及临床特点；每次发作症状和过程；发作持续时间、有无间歇期、间歇期长短、有无残留症状、间歇期社会功能状态。

2）慢性病程：症状波动性和持续时间、是否有过缓解、症状加重、减轻相关因素、能否自然缓解。

（2）症状的消失于躯体、心理、社会因素间是否有相关性；有无规律；是否发生于产后、是否与月经周期有关。

5. 既往病史和共病

（1）躯体疾病如内分泌系统疾病、心血管疾病、呼吸系统和消化系统疾病、肾脏病等病史、症状特点、诊治情况。

（2）有无脑外伤史、抽搐、感染、高热、意识障碍史。

（3）澄清焦虑症状是否由躯体疾病或药物所致，尤其是老年期初次发病者。

（4）共病情况：特别是抑郁障碍、酒精和物质滥用等。

（5）其他：如人格特点、智力状况，女性应询问有无产后精神病史、经前期紧张综合征。

6. 治疗情况

（1）各种治疗方法及其使用时间段。

（2）药物名称、剂量、疗程、起效时间、主要不良反应及疗效。

7. 个人史

（1）母孕期健康情况。

（2）出生时有无先天缺陷或损伤。

（3）生长发育情况、学习及家庭教育情况。

（4）早年心理发育特点、父母教养方式、家庭氛围、有无家庭暴力和虐待。

（5）个性特征。

（6）个人生活中的重要事件、主要时间节点。

（7）婚姻状况、工作生活情况、人际关系等。

8. 家族史

（1）两系三代有无精神行为异常史、自杀史、酒精或药物依赖史。

（2）其他遗传性疾病家族史。

二、躯体情况评估

包括体格检查、实验室检查及其他辅助检查。体格检查包括生命体征测量、一般状况评估、全身及神经系统检查；实验室检查包括血、尿、粪三大常规及血生化、内分泌检查、感染性疾病筛查、凝血检查、心肌酶等；辅助检查包括电生理检查及各类必要的影像学检查。除常规检查项目，根据症状特点考虑需排除的疾病，有针对性地进行相关检查。检查时既要获取足够的证据，评估患者的躯体状况，澄清是否存在躯体疾病或问题及其与焦虑障碍的关系；又要防止过度检查，导致医疗资源浪费。

三、精神状况检查

结合与患者的交流和直接观察，全面了解患者的精神活动情况，二者缺一不可。对于焦虑障碍患者，应围绕其核心症状，以及精神性焦虑和躯体性焦虑两大核心症状群进行精神状况检查，同时关注可能的伴随症状和共病情况。

1. 一般状况

（1）仪态整洁程度、是否合适。

（2）动作的量、幅度、速度。

（3）语速、语量、语音量。

（4）有无反复求证、反复询问、反复表达。

（5）目光交流、面部表情。

2. 感知觉　焦虑症状严重者可能出现短暂错觉、非现实感。

3. 情感

（1）焦虑情绪：具体感受与体验；是发作性或持续性；发作有无规律或特点；加重及缓解因素。

（2）有无抑郁体验、激越。

4. 思维　有无强迫思维。

5. 意识和认知

（1）意识：惊恐障碍患者可能在发作期有短暂恍惚感、非现实感、人格解体体验，但患者有自我保护能力，一般不发生身体伤害。

（2）认知：主诉记忆力、注意力查，但客观检查的损害较自我报告轻。

6. 意志　可表现为犹豫不决，难以决策。

7. 判断和自知力　存在自知力，但往往会夸大症状的严重性；更关注躯体症状而非精神症状。

8. 自杀和自伤

（1）自杀：共病人格障碍、物质滥用、情感障碍时自杀风险增高。

（2）自伤：常与焦虑有关，不以死亡为目的，是为缓解焦虑情绪而采取的消极应对措施。

四、量表评估

（一）诊断量表

1. DSM-Ⅳ轴Ⅰ障碍用临床定式检查（研究版，SCID-Ⅰ）　与 DSM-Ⅳ配套使用。

2. 国际神经精神科简式访谈问卷（MINI）　与 DSM-Ⅳ配套使用。

3. 神经精神病学临床评定量表（SCAN）　与 ICD-10 配套使用。

4. 复合性国际诊断交谈检查（CIDI）　与 ICD-10、DSM-Ⅳ均可配套使用。

5. RTHD-LVS　与 CCMD-3 配套使用。

（二）症状量表

1. 严重程度评估

（1）评估普遍焦虑水平

1）他评量表

● 临床疗效总评量表-病情严重程度（CGI-SI）

● 临床疗效总评量表-疗效总评（CGI-GI）

● 汉密顿焦虑量表（HAMA）

● 汉密顿抑郁量表（HAMD）

2）自评量表

● 焦虑自评量表（SAS）

● 贝克焦虑量表（BAI）

● 状态-特质焦虑问卷（STAI）

（2）评估特定焦虑症状

1）他评量表

● 惊恐相关症状量表（PASS）

● 惊恐障碍严重度量表（PDSS）

● Mark Sheehan 恐惧量表（MSPS）

● Liebowitz 社交焦虑量表（LSAS）

● 社交回避及苦恼量表（SAD）

● Yale-Brown 强迫量表（Y-BOCS）

2）自评量表

● 医院焦虑医院量表（HAD）

● 广泛性焦虑自评量表（GAD-7）

● 惧怕否定评价量表（FNE）

● 恐惧问卷（FQ）

● 杜克简易社交恐惧量表（DBSPS）

● 社交恐惧和焦虑问卷（SPAI）

● 交流恐惧自陈量表（PRCA-24）

● 羞怯量表（SS）

● 交往焦虑量表（IAS）

2. 副作用评估

● UKU 副作用量表（UKU）

● 治疗时出现的症状量表（TESS）

● 亚利桑那性体验量表（ASEX）

3. 依从性评估

● 药物依从性评定量表（MARS）

4. 社会功能评估

● 功能大体评定量表（GAF）

● 社会功能缺陷筛选量表（SDSS）

● 日常生活能力量表（ADL）

- 功能缺陷评定量表（WHO DAS-Ⅱ）
- 个人和社会功能量表（PSP）
- 生活质量量表（SF-12）

5. 社会心理因素评估

- 自尊量表（SES）
- 生活事件量表（LES）
- 家庭环境量表（FES）
- 婚姻关系类型问卷
- 儿童期创伤问卷（CTQ）
- 社会支持评定量表（SSRS）
- 防御方式问卷（DSQ）

6. 人格评估

- 明尼苏达多相个性调查表（MMPI-2）
- 艾森克人格问卷（EPQ）
- 卡特尔 16 种人格因素问卷（16-PF）

7. 认知功能评估

- RBANS 测查表
- Stroop 测查表
- 威斯康星卡片分类测验表（WCST）
- 韦氏成人智力量表(WAIS)
- 韦氏记忆量表
- 精神状态检查量表（MMSE）
- 蒙特利尔认知评估量表（MoCA）
- 单项认知功能检查

第二节 焦虑障碍的规范化诊断

一、诊 断

基于对患者规范化的临床评估，在确定了焦虑症状的存在并且达到足以诊断的程度后，要根据焦虑的临床特征及病程，确定焦虑障碍亚型的诊断。依据 ICD-10 或 DSM-5 及其配套的诊断工具进行诊断。诊断过程应注意结合患者所处环境、相关心理社会因素，尽可能明确可能的引发焦虑症状的原因，注意有无共病情况。

二、鉴 别 诊 断

ICD-10 及 DSM-5 均对焦虑障碍的鉴别诊断要点进行了阐述。首先应关注不同亚型焦虑障碍间的鉴别，其次是焦虑障碍与其他精神障碍的鉴别，以及与躯体疾病的鉴别。

1. 不同焦虑障碍亚型间的鉴别　具体参见诊断标准中的鉴别诊断条目。

2. 其他精神障碍鉴别

（1）酒精与物质滥用：使用酒精及成瘾物质者可能同时存在焦虑症状，滥用上述物质常是此类患者缓解焦虑的方式，二者共病率较高。如患者既往有酒精或其他成瘾物质、药物滥用史、相关家族史、抗焦虑治疗依从性差、疗效不好等情况，应考虑酒精及物质使用障碍的可能。

（2）抑郁障碍：焦虑症状与抑郁症状常同时存在，焦虑障碍患者应常规评估抑郁症状，以确定是否足以诊断抑郁障碍，反之亦然。

（3）精神分裂症：精神分裂症的认知、思维、情感、意志行为方面的特征性症状可资鉴别，应注意核实患者某些精神病性症状或妄想观念与强迫观念的鉴别。

（4）其他精神障碍：如进食障碍、某些人格障碍、躯体化障碍、冲动控制障碍、疑病症、躯体变形障碍等，鉴别要点详见第二章"焦虑障碍的诊断研究进展"部分。

3. 与躯体疾病鉴别　重点在于澄清焦虑障碍与躯体疾病的关系，首先应明确是否存在躯体疾病；如存在躯体疾病，应明确焦虑障碍与躯体疾病在发病上的时间关系，焦虑症状是否为躯体疾病的继发表现；二者间有无因果关系、是否相互影响，如焦虑症状是否因躯体因素而诱发或加重，焦虑症状是否会使躯体疾病恶化；躯体疾病的用药是否影响焦虑症状的表现形式及其治疗。

第三节　焦虑障碍的规范化治疗

一、惊恐障碍的规范化治疗

（一）治疗目标

1. 降低惊恐发作的发生频率和发作严重度，缓解预期性焦、恐惧性回避，治疗相关的抑郁症状，使患者达到临床痊愈。

2. 最大限度降低共病率，减少病残率和自杀率。

3. 恢复社会功能，提高生存质量。

（二）治疗原则

1. 综合治疗 心理治疗和药物治疗联用，疗效优于单一药物或心理治疗。

2. 长期治疗 包括急性期、巩固期、维持期治疗。长期、全程治疗可防止复发。

3. 个体化治疗 根据疗效及耐受性调整剂量；药物不良反应可能被误认为是疾病症状（如心动过速、头晕、口干、震颤），尤其在治疗第 1 周易发生。应向患者及家属解释药物特点及不良反应。

（三）治疗策略

1. 早期诊断、及早治疗。

2. 选择适当的治疗场所。

3. 制订治疗计划 评估患者的躯体疾病、心理社会应激、社会支持、日常生活环境，选择适当的治疗措施。

4. 疗程 急性期治疗（包括 CBT 和药物治疗）至少 12 周；巩固维持治疗至少 1 年，再根据患者临床特征逐渐减药。

（四）规范化治疗程序

1. 一旦确诊，尽早开始治疗。

2. 建立治疗联盟，给予患者及家属支持性治疗，告知患者及家属可能的治疗选择。

3. 心理治疗（主要是 CBT）和药物治疗均是主要治疗方法。尤其当患者处于妊娠期、哺乳期，心理治疗应作为首选。有条件提供药物治疗时，也应首先考虑心理治疗。药物治疗无效者，心理治疗可能有效，反之亦然。心理治疗有助于改善症状、巩固疗效、预防复发。但对于合并中、重度抑郁障碍，惊恐发作频繁、严重者，迅速恶化的广场恐怖、自杀意念者，单独采用 CBT 可能疗效不足。

4. 结合病情特点和患者意愿，选择药物治疗或心理治疗。

（1）药物治疗

1）根据患者年龄、既往治疗反应、自杀风险评估、自伤风险、耐受性、患者对治疗药物的偏好、就诊环境、药物的可获得性、药物治疗费用等因素，选择适当药物。

2）开始治疗前，告知患者及家属药物性质、作用、起效时间、疗程、可能的不良反应及对策、需要遵医嘱服药、突然停药可能出现停药反应、合并用药及注意事项；必要时，让患者签署书面知情同意书。

3）急性期治疗：①一线选择帕罗西汀、艾司西酞普兰（CFDA 批准的适应证）；二线选择氯米帕明（CFDA 批准的适应证）；可在治疗治疗初期合用苯二氮䓬类药物（阿普唑仑、氯硝西泮、地西泮、劳拉西泮），以加快起效速度。②急性期治疗 12 周，定期评价疗效，疗效判断指标：疗效常以 PDSS 判定。痊愈标准：惊恐发作基本消失（PDSS≤3，每 1 项评分≤1）；没有或只残留轻度场所回避；没有或虽有轻度焦虑（HAMA≤10）；没有造成功能残疾；没有抑郁症状。③如治疗有效，进入巩固维持期治疗，继续以有效剂量治疗 6 个月至 1 年。④如一线治疗无效，换用二线治疗，如仍无效，选择其他 SSRIs、文拉法辛、米氮平、TCAs，或联合心理治疗和药物治疗，如有效则进入巩固维持期治疗，继续以有效剂量治疗 6 个月至 1 年；如仍无效，判断服药依从性、重新讨论诊断、根据有无共病其他躯体疾病和精神疾病，重新讨论治疗方案。

4）巩固治疗结束后，如病情稳定，可适当减量。减药过程应缓慢，逐渐减少药物剂量，防止停药过快导致的焦虑反跳、戒断症状或复发；减药时间至少 2～3 个月。

5）如果出现停药反应，建议到医院就诊。轻度停药反应，密切监测；严重停药反应，考虑重新开始药物治疗，逐渐减药，密切监测。

6）治疗过程中，及时检测疗效、耐受性、患者的治疗依从性。

（2）心理治疗

1）选择 CBT，建议每周 1 次，持续 4 个月；定期评价疗效。

2）如有效，继续 CBT 治疗，定期评价疗效；如接受系统 CBT 仍不见好转，应及时予以再评估、转介给其他心理治疗师或给予药物治疗。

（3）物理治疗：可选择重复经颅磁刺激、生物反馈等辅助治疗。

二、广泛性焦虑障碍的规范化治疗

（一）治疗目标

1. 缓解或消除患者焦虑症状及伴随症状，提高临床显效率、治愈率，减少病残率、自杀率。

2. 恢复患者社会功能，提高生存质量，达到真正意义上的痊愈。

3. 预防复发。

（二）治疗原则

1. 综合治疗　药物治疗和心理治疗对广泛性焦虑障碍均有效，联合两种治疗方式有助于全面改善预后。

2. 长期治疗　包括急性期、巩固期、维持期治疗。

3. 个体化治疗　全面考虑患者的年龄特点、躯体状况、既往药物治疗史、有无并发症，因人而异进行个体化治疗。

（三）治疗策略

1. 急性期治疗　控制症状，尽量达到临床痊愈。6～8周无效，改用其他作用机制不同的药物，或联合使用两种不同作用机制的药物。

2. 巩固期治疗　至少2～6个月，在此期间病情不稳定，复发风险大。

3. 维持期治疗　至少12个月。维持治疗结束后，若病情稳定，可缓慢减药直至停药，密切监测复发的早期征象，一旦发现复发征象，迅速恢复原治疗。

（四）规范化治疗程序

1. 一旦确诊，尽早开始治疗。

2. 建立治疗联盟，给予患者及家属支持性治疗，告知患者及家属可能的治疗选择：药物治疗、心理治疗及二者联合治疗。

3. 首发患者可根据病情及伴随症状情况确定治疗方法，也可在急性期同时运用药物治疗与心理治疗，症状缓解后采用一种治疗方式维持治疗；反复发作或慢性病程持久者，常常需要联合治疗。轻中度焦虑障碍、存在明显心理社会因素、药物治疗依从性差或躯体状况不适宜药物治疗（如妊娠）时优先考虑心理治疗。存在无明显诱因且病程持久、焦虑障碍程度较重，或伴有失眠、药物滥用、与其他精神障碍或躯体疾病共病等情况时，优先考虑药物治疗。

4. 结合病情特点和患者意愿，选择药物治疗、心理治疗或二者联合治疗。

（1）药物治疗

1）根据患者年龄、既往治疗反应、自杀风险评估、自伤风险、耐受性、患者对治疗药物的偏好、就诊环境、药物的可获得性、药物治疗费用等因素，选择适当药物，治疗过程中，及时检测疗效、耐受性、患者的治疗依从性。

2）开始治疗前，告知患者及家属药物性质、作用、起效时间、疗程、可能的不良反应及对策、需要遵医嘱服药、突然停药可能出现停药反应、合并用药及注意事项；必要时，让患者签署书面知情同意书。

　　3）急性期治疗：①一线选择文拉法辛（CFDA 及 FDA 批准的适应证）、帕罗西汀（FDA 批准的适应证）、艾司西酞普兰（FDA 批准的适应证）；二线选择度洛西汀（FDA 批准的适应证）；可在治疗治疗初期合用苯二氮䓬类药物，以加快起效速度，但不建议使用该类药物超过 2～4 周。②药物应小剂量开始逐步递增，根据疗效、不良反应、耐受情况，增至足量和足疗程（急性期疗程至少 4～12 周），尽可能使用最小有效剂量，以减少不良反应，提高依从性。③急性期治疗 12 周，定期评价疗效，疗效以 HAMA 判定；用药期间，每 1～2 周进行疗效及不良反应评定。④如治疗有效，进入巩固维持期治疗，继续以有效剂量治疗 6 个月至 1 年。⑤急性期结束时如一线治疗疗效不明显，可考虑换药，选择二线治疗，如仍无效，换用其他 SSRIs、TCAs，如有效则进入巩固维持期治疗，继续以有效剂量治疗 6 个月至 1 年。⑥如仍无效，联合药物治疗与心理治疗；或合用 SSRIs/SNRIs 与苯二氮䓬类药物；或联用 SSRIs 与非典型抗精神病药；如有效则进入巩固维持期治疗，继续以有效剂量治疗 6 个月至 1 年。⑦如仍无效，判断服药依从性、重新讨论诊断、根据有无共病其他躯体疾病和精神疾病，重新讨论治疗方案。

　　4）巩固治疗结束后，如病情稳定，可适当减量。减药过程应缓慢，逐渐减少药物剂量，防止停药过快导致的焦虑反跳、戒断症状或复发；减药时间至少 2～3 个月；如果出现停药反应，建议到医院就诊。轻度停药反应，密切监测；严重停药反应，考虑重新开始药物治疗，逐渐减药，密切监测。

　　（2）心理治疗

　　1）选择 CBT，急性期的疗程共 16～20 小时。门诊：15～20 次治疗性会谈，每次 40～60 分钟，约持续 12 周；住院：15～20 次治疗性会谈，每天 1 次，疗程 3～4 周，出院后再随访 3～4 个月，每月 1～3 次，8 个月共 20 次左右。

　　2）如有效，继续 CBT 治疗，定期评价疗效；如接受系统 CBT 仍不见好转，应及时予以再评估、转介给其他心理治疗师或给予药物治疗。

　　（3）物理治疗：可选择重复经颅磁刺激、生物反馈等辅助治疗。

三、社交恐怖症（社交焦虑障碍）的规范化治疗

（一）治疗目标

1. 减轻社交性警觉性增高和焦虑症状，控制和缓解与社交有关的焦虑综

合征。

2. 改善患者对自身社交行为的错误认知。

3. 减轻预期性焦虑、减少恐惧性回避行为。

4. 改善和提高患者社会功能，提高生活质量。

5. 维持症状的长期缓解和稳定，减少残留症状和复发。

（二）治疗原则

1. 早期明确诊断。

2. 药物治疗联合心理治疗　药物治疗的目标：合理、充分、足剂量、足疗程治疗，控制或缓解焦虑、恐惧症状；心理治疗目的：通过揭示患者存在的功能不良的认知行为模式，帮助其树立治疗信心，确定治疗目标，学习社交及人际交流技能，使社交焦虑症状得到持久的缓解和改善。

3. 全病程治疗　急性期改善症状，长期治疗预防复发、恢复社会功能。药物治疗、心理治疗至少维持 6 个月。症状稳定半年后，可适当减少药物剂量、延长心理治疗间隔时间。

（三）治疗策略

1. 早期诊断和及早治疗。

2. 选择适宜的治疗场所和治疗方案。

3. 制订治疗计划　前期治疗（包括 CBT 等心理治疗和药物治疗）8～12 周；此后药物治疗和（或）心理治疗至少维持 9 个月；之后可适当减少药物剂量或延长心理治疗间隔时间。

4. 疗程　经有效药物治疗后，建议维持治疗 9 个月至 1 年，再逐渐减药。

（四）规范化治疗程序

1. 一旦确诊，尽早开始治疗。

2. 建立治疗联盟，给予患者及家属支持性治疗，告知患者及家属可能的治疗选择：药物治疗、心理治疗及二者联合治疗。

3. 结合病情特点和患者意愿，选择药物治疗或心理治疗。

（1）药物治疗

1）根据患者年龄、既往治疗反应、自杀风险评估、自伤风险、耐受性、患者对治疗药物的偏好、就诊环境、药物的可获得性、药物治疗费用等因素，选择适当药物，治疗过程中，及时检测疗效、耐受性、患者的治疗依从性。

2）药物治疗遵循个体化原则。影响药物选择的因素包括：患者的个人因素（年龄、性别、医疗保险形式、患者对治疗的目标、既往用药史、接受药物治疗的情况）；疾病因素（临床特征、病程特征、可能的病因、有无其他精神疾病的共病）；个体对药物的敏感性（根据患者健康状况、既往用药情况、治疗初期的反应判断）；服用其他药物。用药前，应当评估患者症状严重程度、病程、社会功能受损程度、社会支持状况、是否共病躯体或其他精神疾病、既往治疗及对治疗的反应、是否正服用其他药物等情况，以便合理选择用药。

3）开始治疗前，告知患者及家属药物性质、作用、起效时间、疗程、可能的不良反应及对策、需要遵医嘱服药、突然停药可能出现停药反应、合并用药及注意事项；必要时，让患者签署书面知情同意书。

4）急性期治疗：①一线选择帕罗西汀、丁螺环酮（CFDA 批准的适应证）；二线选择舍曲林、艾司西酞普兰、文拉法辛缓释胶囊（FDA 或欧洲国家批准的适应证）；如一线、二线药物疗效欠佳，可根据情况选择丙咪嗪或氯米帕明、曲唑酮、普萘洛尔等；可在治疗治疗初期合用苯二氮䓬类药物（阿普唑仑、劳拉西泮、氯硝西泮、地西泮等），以加快起效速度，但不建议使用该类药物超过 2～4 周。②药物应小剂量开始逐步递增，根据疗效、不良反应、耐受情况，增至足量和足疗程（急性期疗程 12 周），尽可能使用最小有效剂量，以减少不良反应，提高依从性。③急性期治疗 12 周，定期评价疗效，疗效以 HAMA 判定；用药期间，每 1～2 周进行疗效及不良反应评定。④如治疗有效，进入巩固维持期治疗，继续以有效剂量治疗至少 9 个月。⑤急性期结束时如一线治疗疗效不明显，可考虑换药，选择二线治疗，如仍无效，换用其他 SNRIs、SSRIs、TCAs，或联合药物治疗与心理治疗；如有效则进入巩固维持期治疗，继续以有效剂量治疗至少 9 个月。⑥如仍无效，判断服药依从性、重新讨论诊断、根据有无共病其他躯体疾病和精神疾病，重新讨论治疗方案。

5）巩固治疗结束后，如病情稳定，可适当减量。减药过程应缓慢，逐渐减少药物剂量，防止停药过快导致的焦虑反跳、戒断症状或复发；减药时间至少 2～3 个月；如果出现停药反应，建议到医院就诊。轻度停药反应，密切监测；严重停药反应，考虑重新开始药物治疗，逐渐减药，密切监测。

（2）心理治疗：心理治疗应遵循的原则；个别治疗与团体治疗相互补充，不限于单一的心理治疗理论和技术；控制、缓解症状与促进自我人格发展相结合，具有足够长的心理治疗次数和训练的时间。

1）个别心理治疗：包括 CBT、家庭治疗、咨客中心治疗、系统脱敏治疗。

2）团体心理治疗：包括团体 CBT、团体咨客中心治疗。团体 CBT 建议每周治疗性会面 1 次，每次 2.5 小时，共治疗 12 次。完成 12 周次的疗程后，以后每月 1 次、共 6 次进行治疗巩固。

3）如有效，继续心理治疗，定期评价疗效；如接受系统心理治疗仍不见好转，应及时予以再评估、转介给其他心理治疗师或给予药物治疗。

（3）物理治疗：可选择重复经颅磁刺激、生物反馈等辅助治疗。

四、特定的恐怖障碍的规范化治疗

1. CBT 及暴露疗法是特定的恐怖障碍的一线治疗方法，具体的治疗技术包括系统脱敏、想象暴露（imaginal exposure）、实体暴露（in-vivo exposure）。

2. 单一的药物治疗对特定的恐怖疗效不明显，除非用于生活质量明显下降者；心理治疗疗效不佳者，可考虑选用 SSRI。

3. 可短期应用苯二氮䓬类药物，以临时缓解焦虑症状，可作为暴露疗法的辅助。

五、强迫性障碍

（一）治疗目标

1. 急性期治疗　最大限度减少症状的频率和严重性，改善患者的社会功能和生活质量（家庭、社会、工作学习、居家、为人父母和休闲方面）。

2. 长期治疗目标　根据疾病的严重程度和治疗情况，决定适合患者的长期治疗目标，可以分别为：①临床治愈，消除强迫症状，社会功能完全恢复；②症状减轻到最小限度，对社会功能和生活质量影响最小；③对于部分难治的患者，最大限度减少症状的频率和程度，接受带着症状生活，提高生活质量和社会功能。

（二）治疗原则与策略

1. 创建治疗联盟，提高治疗依从性。

2. 定期评估病情和共病情况，及其对患者社会功能的影响。

3. 创建合适的治疗环境　患者应在既安全又有效的环境中治疗，可以是住院或者部分住院、门诊治疗。出现以下情况时应考虑住院治疗：自杀风险；对他人构成危险；不能提供充分的自我照料；不能忍耐门诊药物治疗的不良反应；需要加强 CBT；共病严重的精神障碍；对治疗严重抵触。

4. 协调患者医疗与其他社会机构的关系 医生应与患者共病的躯体疾病的其他临床医生，以及社会机构例如学校和职业康复机构之间进行关系协调。

5. 综合长期治疗 应考虑患者的动机和配合药物治疗及心理治疗的能力。CBT 和 SSRIs 是一线治疗选择，是否使用 CBT 或一种 SSRI，或联合治疗，取决于患者症状的性质和严重程度、共病的精神障碍和躯体疾病的严重性及治疗情况、CBT 的可获得性、患者的治疗情况。

6. 个体化原则。

7. 健康教育 提高患者协同治疗的能力，使任何治疗的不利影响最小化，帮助患者制定解决压力源的方案，以及对患者和家属进行相关教育。

（三）规范化治疗程序

1. 一旦确诊，尽早开始治疗。

2. 建立治疗联盟，给予患者及家属支持性治疗，告知患者及家属可能的治疗选择：药物治疗、心理治疗及二者联合治疗。

3. 如患者焦虑、抑郁症状较轻，不愿意采用药物治疗、倾向于接受心理治疗，建议单独采用 CBT 作为初始治疗。如患者既往药物治疗效果良好、倾向于接受药物治疗，或强迫症状严重，或不能配合 CBT 以及无法获得 CBT 资源，建议单独 SSRIs 治疗。如患者对单一疗法效果不满意、共患其他精神障碍而 SSRIs 对此有效、强迫症状严重，建议采用一种 SSRIs 和 CBT 联合治疗。

4. 结合病情特点和患者意愿，选择药物治疗或心理治疗。

（1）药物治疗

1）根据患者年龄、既往治疗反应、自杀风险评估、自伤风险、耐受性、患者对治疗药物的偏好、就诊环境、药物的可获得性、药物治疗费用等因素，选择适当药物，治疗过程中，及时检测疗效、耐受性、患者的治疗依从性。

2）开始治疗前，告知患者及家属药物性质、作用、起效时间、疗程、可能的不良反应及对策、需要遵医嘱服药、突然停药可能出现停药反应、合并用药及注意事项；必要时，让患者签署书面知情同意书。

3）急性期治疗：①一线选择舍曲林、氟西汀、氟伏沙明和帕罗西汀（CFDA、FDA 批准的适应证）；二线选择氯米帕明（CFDA 批准的适应证）。出于安全性的考虑（惊厥、心脏毒性、认知损害、抗胆碱能不良反应、药物相互作用及过量致死性），通常一种或两种 SSRIs 治疗无效后才使用氯米帕明。②药物应小剂量开始逐步递增，根据疗效、不良反应、耐受情况，增至足量和足疗程（急性期疗程 12 周），尽可能使用最小有效剂量，以减少不良反应，提高依从性。③急性期治疗 12 周，定期评价疗效，疗效以耶鲁布朗强迫症状量表（Yale-Brown obsessive-compulsive scale，Y-BOCS）、HAMD、HAMA 判定；用药期间，每 1～2 周进行疗效及不良反应评定；治疗有效的定义为比基线的 Y-BOCS 评分减少 25%～35%或以上。④如急性期结束时足剂量、足疗程一线治疗疗效不明显，可考虑联合应用 SSRIs 与 CBT，或换用另一种 SSRIs；如仍无效，可考虑选择氯米帕明；如仍无效，可考虑换用文拉法辛或米氮平。

4）如果患者对至少一种 SSRIs 药物足疗程治疗、一种 SSRIs 和 CBT 联合治疗足疗程治疗、足疗程氯米帕明单药治疗无效时，应该考虑在 SSRIs 或氯米帕明的基础上使用联合治疗方案。氟西汀、帕罗西汀、氟伏沙明都会增加氯米帕明的血药浓度，联合氯米帕明期间应当每周监测氯米帕明和去甲氯米帕明的血药浓度。对于患心脏疾病或年龄大于 40 岁的患者，需要做心电图筛查、监测患者的脉搏和血压。

5）当患者对初始治疗有部分疗效，此时推荐联合治疗方案而不是更换治疗方案。联合方案可以联合抗精神病药物，包括氟哌啶醇、利培酮、喹硫平、奥氮平、阿立哌唑。氟哌啶醇对共病抽动障碍的患者有帮助，但是因锥体外系反应、迟发性运动障碍等不良反应，目前倾向联合非典型抗精神病药。

6）如果上述方案无效，考虑其他联合治疗方案，如氯米帕明、丁螺环酮、普萘洛尔、利鲁唑、苯二氮䓬类药物、锂盐、单胺氧化酶抑制剂、圣约翰草、曲马多、托吡酯等作为增效剂。如果完成上述所有治疗方案，效果仍不好，判断服药依从性、重新讨论诊断、根据有无共病其他躯体疾病和精神疾病，重新讨论治疗方案，需要注意风险和获益的评估及合法性。

7）急性期治疗有效，进入巩固维持期治疗，继续以有效剂量治疗 1～2 年；经治疗后尚有 30%～40%的患者存在残留症状，很多患者可能需要更为长期的药物治疗。巩固治疗结束后，如病情稳定，可适当减量。减药过程应缓慢，逐渐减少药物剂量，防止停药过快导致的焦虑反跳、戒断症状或复发；减药时间至少 2～3个月。如果出现停药反应，建议到医院就诊。轻度停药反应，密切监测；严重停药反应，考虑重新开始药物治疗，逐渐减药，密切监测。

（2）心理治疗

1）采用单一 CBT，包括暴露和反应阻断疗法（exposure and response

prevention，ERP），10 次以上。

2）如 CBT 治疗疗效不明显，可采用 CBT 与一种 SSRIs 联合治疗。

3）联合治疗 12 周，如有效，则进入巩固维持期治疗，进行 3～6 个月的周期性集中治疗。

4）如接受系统心理治疗仍不见好转，应及时予以再评估、转介给其他心理治疗师或给予药物治疗。

（3）物理治疗

1）对于难治性强迫障碍、病程长、社会功能损伤严重的患者应首先考虑联合 MECT 治疗。

2）其他强迫障碍可考虑联合重复经颅磁刺激、生物反馈治疗。

第四章　焦虑障碍临床路径

　　按照国家深化医药卫生体制改革有关工作安排，2012 年底，卫生部下发《卫生部办公厅关于印发双相情感障碍等 5 个重性精神病病种临床路径的通知》，其中包含双相情感障碍、精神分裂症、持久的妄想性障碍、分裂情感性障碍、抑郁症 5 个重性精神病病种的临床路径。在卫生部制定的临床路径原则内，结合目前国内外医疗实际，我们于 2010 年制订并正式实施焦虑障碍临床路径。在 5 年的临床实践中，不断总结经验，完善相关内容，按疾病特点细化并分段原有的临床路径，从实施临床路径以来，先后经过了五版的修订，现对其不足之处进一步改进，编制了新一版焦虑障碍临床路径。结构上延续了分段式临床路径组织架构，同时新增了重要节点的关卡模式，强化医院业务流程管理、规章制度建设，实现临床路径各环节闭环管理。我们参考近年来国内外焦虑障碍防治指南，包括《中国焦虑障碍防治指南》（第一版）、《2015 新加坡卫生部临床实践指南》、《2014 英国精神药理学协会指南》、《2014 加拿大临床实践指南》等以及结合循证医学证据和临床实践，在 2014 出版的《常见精神疾病临床路径》中焦虑障碍临床路径的基础上，按照 WHO 国际诊断分类标准系统 ICD-10，分别制订了焦虑障碍中六类主要疾病的临床路径，包括恐怖性焦虑障碍临床路径、惊恐障碍临床路径、广泛性焦虑障碍临床路径、未特定焦虑障碍临床路径、强迫性障碍临床路径和伴躯体疾病焦虑障碍临床路径。

第一节 焦虑障碍临床路径标准住院流程

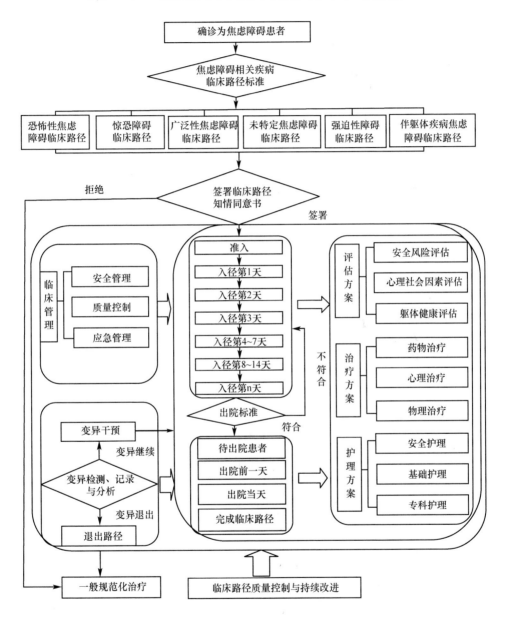

第二节 焦虑障碍临床路径文本

一、恐怖性焦虑障碍临床路径

（一）入径标准

1. 适合对象

（1）第一诊断为 ICD-10：F40 恐怖性焦虑障碍。

（2）排除标准：①伴兴奋躁动、冲动攻击及外走行为，或有潜在攻击冲动、外走风险且不能配合治疗的患者；②有自伤自杀行为（近 1 个月内），或强烈的自杀观念（自杀观念单项评分≥2）且不能配合治疗的患者；③伴有住院期间要继续治疗的躯体疾病。

2. 诊断依据 符合 ICD-10 有关恐怖性焦虑障碍（F40.0、F40.1、F40.2、F40.8、F40.9）的诊断标准。

（二）评估方案

1. 入径第 1 天

（1）安全风险评估

1）责任人：管床医师、责任护士。

2）内容

自杀风险评估（自杀风险及危险因素评估）

攻击风险评估（攻击风险及危险因素评估）

外走风险评估（外走风险及危险因素评估）

注：如患者存在严重的自杀、攻击风险，需加评哥伦比亚自杀严重程度评定量表（C-SSRS）及 Barratt 冲动量表。

（2）躯体健康评估

1）必查项目

实验室检查：血细胞分析、尿液检查、粪便常规；血生化（肝功能、肾功能、血脂、电解质、血糖、凝血系列、心肌酶、肌钙蛋白）；内分泌检查（甲状腺功能系列、性激素系列）；感染性疾病筛查（甲、乙、丙、戊肝，梅毒，艾滋病病毒）；血气分析。

电生理检查：心电图；脑电图/脑电地形图；诱发电位。

影像检查：腹部 B 超；胸部正侧位片；头颅 CT。

2）可选项目：根据患者具体疾病情况或相关科室会诊建议选择相应的检查。

（3）心理测量评估

1）必查项目

症状评估：汉密顿焦虑量表（HAMA）；汉密顿抑郁量表（HAMD）；宗氏焦虑自评量表（SAS）；宗氏抑郁自评量表（SDS）；症状自评量表；精神护理观察量表。

社会功能评估：功能大体评定量表（GAF）；社会功能缺陷筛选量表（SDSS）；日常生活能力评定量表（ADL）。

药物副作用及疗效评估：药物副作用量表、静坐不能量表；临床疗效总评量表-病情严重程度（CGI-SI）；临床疗效总评量表-疗效总评（CGI-GI）。

依从性评估：药物依从性评定量表（MARS）。

社会心理因素评估：生活事件量表（LES）；社会支持评定量表（SSRS）。

人格评估：艾森克人格问卷（EPQ）/明尼苏达多项个性测验（MMPI）/卡特尔 16 项人格测验（16-PF）等。

认知评估：RBANS 测查表、Stroop 测查表、威斯康星卡片分类测验表（WCST）。

2）可选项目

症状评估：Mark Sheehan 恐惧量表（MSPS）；Liebowitz 社交焦虑量表（LSAS）；社交回避及苦恼量表（SAD）；贝克焦虑量表（BAI）；状态-特质焦虑问卷（STAI）等。

药物副作用评估：治疗时出现的症状量表（TESS）；亚利桑那性体验量表（ASEX）。

社会功能评估：功能缺陷评定量表（WHO DAS-Ⅱ）；个人和社会功能量表（PSP）；生活质量量表（SF-12）等。

社会心理因素评估：自尊量表（SES）；家庭环境量表（FES）；婚姻关系类型问卷；儿童期创伤问卷（CTQ）；防御方式问卷（DSQ）等。

人格评估：明尼苏达多相个性调查表（MMPI-2）；卡特尔 16 种人格因素问卷（16-PF）。

认知评估：韦氏成人智力量表（WAIS）；韦氏记忆量表；精神状态检查量表（MMSE)、蒙特利尔认知评估量表（MoCA）。

2. 入径第 2 天

（1）安全风险评估

1）责任人：住院医师、责任护士。

2）内容

自杀风险评估（自杀风险及危险因素评估）

攻击风险评估（攻击风险及危险因素评估）

外走风险评估（外走风险及危险因素评估）

注：如患者存在严重的自杀、攻击风险，需加评哥伦比亚自杀严重程度评定量表（C-SSRS）及 Barratt 冲动量表。

（2）动态临床评估：包括查房对病情评估及根据躯体检查结果对躯体健康的评估，必要时请相关科室会诊。

3. 入径第 3 天

（1）安全风险评估

1）责任人：住院医师、责任护士。

2）内容

自杀风险评估（自杀风险及危险因素评估）

攻击风险评估（攻击风险及危险因素评估）

外走风险评估（外走风险及危险因素评估）

注：如患者存在严重的自杀、攻击风险，需加评哥伦比亚自杀严重程度评定量表（C-SSRS）及 Barratt 冲动量表。

（2）动态临床评估：包括查房对病情评估及根据躯体检查结果对躯体健康的评估，必要时请相关科室会诊。

4. 入径第 1～n 周末

（1）安全风险评估

1）责任人：住院医师、责任护士。

2）内容

自杀风险评估（自杀风险及危险因素评估）

攻击风险评估（攻击风险及危险因素评估）

外走风险评估（外走风险及危险因素评估）

（2）躯体健康评估

1）必复查项目

实验室检查：血细胞分析、尿液检查；血生化（肝功能、肾功能、血脂、电解质、血糖）；内分泌检查（泌乳素）。

电生理检查：心电图。

2）可选项目：根据患者具体疾病情况或相关科室会诊建议选择相应的检查。

（3）心理测量评估

1）必选项目

症状及疗效评估：临床疗效总评量表-病情严重程度（CGI-SI）；临床疗效总评量表-疗效总评（CGI-GI）；汉密顿焦虑量表（HAMA）；汉密顿抑郁量表（HAMD）；宗氏焦虑自评量表（SAS）；宗氏抑郁自评量表（SDS）；精神护理观察量表。

药物副作用评估：药物副作用量表、静坐不能量表；临床疗效总评量表-病情严重程度（CGI-SI）；临床疗效总评量表-疗效总评（CGI-GI）。

2）可选项目

症状评估：贝克焦虑量表（BAI）；状态-特质焦虑问卷（STAI）；Mark Sheehan恐惧量表（MSPS）；Liebowitz社交焦虑量表（LSAS）；社交回避及苦恼量表（SAD）。

药物副作用评估：治疗时出现的症状量表（TESS）；亚利桑那性体验量表（ASEX）。

5. 出院前1~2天（距上次评估4天以上需再次评估）

（1）安全风险评估

1）责任人：住院医师、责任护士。

2）内容

自杀风险评估（自杀风险及危险因素评估）

攻击风险评估（攻击风险及危险因素评估）

外走风险评估（外走风险及危险因素评估）

注：如患者存在严重的自杀、攻击风险，需加评哥伦比亚自杀严重程度评定量表（C-SSRS）及Barratt冲动量表。

（2）躯体健康评估：根据患者具体躯体疾病情况做相应评估。

（3）心理测量评估

1）必选项目

症状及疗效评估：临床疗效总评量表-病情严重程度（CGI-SI）；临床疗效总评量表-疗效总评（CGI-GI）；汉密顿焦虑量表（HAMA）；汉密顿抑郁量表（HAMD）；宗氏焦虑自评量表（SAS）；宗氏抑郁自评量表（SDS）；精神护理观察量表。

药物副作用评估：药物副作用量表、静坐不能量表；临床疗效总评量表-病情严重程度（CGI-SI）；临床疗效总评量表-疗效总评（CGI-GI）。

社会功能评估：功能大体评定量表（GAF）；社会功能缺陷筛选量表（SDSS）；日常生活能力评定量表（ADL）。

依从性评估：药物依从性评定量表（MARS）。

2）可选项目

症状评估：ark Sheehan 恐惧量表（MSPS）；Liebowitz 社交焦虑量表（LSAS）；社交回避及苦恼量表（SAD）。

药物副作用评估：治疗时出现的症状量表（TESS）；亚利桑那性体验量表（ASEX）。

社会功能评估：功能缺陷评定量表（WHO DAS-Ⅱ）；个人和社会功能量表（PSP）；生活质量量表（SF-12）。

（三）治疗方案

①根据国内外焦虑障碍防治指南[《中国焦虑障碍防治指南》（第一版）、《2015新加坡卫生部临床实践指南》、《2014英国精神药理学协会指南》、《2014加拿大临床实践指南》]；②结合国内外焦虑障碍诊疗规范、循证医学证据以及临床实践等；③制订综合、个体化的治疗方案。

1. 治疗方案的制定

（1）药物治疗：包括抗焦虑药物、改善脑功能药物及其他辅助药物等以下几个方面。

1）抗焦虑药物的选择

A. 抗焦虑推荐药物

A 级推荐药物：①SSRIs：帕罗西汀、舍曲林、艾司西酞普兰、西酞普兰、氟伏沙明；②SNRIs：文拉法辛；③5-HT$_{1A}$受体部分激动剂：丁螺环酮；④苯二氮䓬类药物：如阿普唑仑、劳拉西泮、地西泮、氯硝西泮；⑤MAOIs：吗氯贝胺。

B 级推荐药物：①TCAs：丙咪嗪、氯米帕明；②5-HT 受体拮抗和再摄取抑制剂（SARIs）：曲唑酮；③β 受体阻滞剂：普萘洛尔；④加巴喷丁；⑤普瑞巴林。

B. 抗焦虑药物治疗方案的制订

遵循个体化的原则，根据患者起病形式、临床症状的特征、目前用药情况（品种、疗效、不良反应等）、家族史、人格特征、年龄、躯体状况，以及患者的耐受性及经济承受能力，结合 药物的受体药理学、药代动力学和药效学特征及药物的安全性、耐受性、经济性和简易性制定抗焦虑药物治疗方案。

基于症状的药物治疗方案：

● 以社交恐怖为主要临床相：首选 SSRI、SNRI 类药物。

● 以广场恐怖、特定的恐怖为主要临床相：单一的药物治疗不是首选方案；如存在生活质量明显下降、心理治疗疗效不佳，可考虑选用 SSRI；可短期应用苯二氮䓬类药物，以临时缓解焦虑症状，可作为暴露疗法的辅助。

● 如伴有严重焦虑、激越：可首选具有镇静作用的药物，如 SSRIs 中帕罗西汀、氟伏沙明、SNRIs 中文拉法辛。

● 伴有强迫症状：可首选具有抗强迫作用的药物，如 SSRI 中舍曲林、帕罗西汀、氟伏沙明等。

● 伴有明显躯体不适、疼痛等躯体化症状：可选用具有改善躯体化症状的药物，如 SNRI 中文拉法辛。

● 伴有严重睡眠障碍：可短期应用苯二氮䓬类药物。

基于目前用药疗效的药物治疗方案：

● 有效：用药 2～4 周达临床缓解（与基线相比症状评估减分率≥30%），继续原药治疗。

● 无效：用药 2～4 周未达临床缓解（与基线相比症状评估减分率＜30%）。

如未达最大治疗剂量：加量到最大有效治疗剂量，必要时可加用丁螺环酮。

如已达最大治疗剂量：对于社交恐怖，如一种 SSRI 疗效不佳，可换用另一种 SSRI 或 SNRI；如效果仍不好，可根据情况选择丙咪嗪或氯米帕明、曲唑酮、普萘洛尔等；同时按照基于症状的药物治疗方案选择换药种类；或联合药物治疗与心理治疗。

基于有无家族史的药物治疗方案：

● 抑郁障碍家族史：可首选先证者肯定治疗效果显著的 SSRI 类或 SNRI 类药物。

基于特殊人群的药物治疗方案：

老年：①首选 SSRIs、SNRIs，必要时根据病情特点可加用丁螺环酮。②苯二氮䓬类药物具有肌肉松弛、过度镇静、呼吸抑制、认知功能损害、成瘾性等特点，老年患者对其不良反应更为敏感，不建议长期应用。③老年患者对药物不良反应及相互作用更为敏感，应根据药理特性、代谢特点合理选药，从小剂量开始缓慢加量，重视不良反应，把握治疗时限。④SSRIs、SNRIs 等药应从常用量的 1/3～1/2 起始，结合疗效、耐受性等情况缓慢加量，除了注意药物本身的副作用，还需与老年人躯体疾病合并用药间的相互作用。⑤患心血管疾病者避免应用 TCAs；已存在认知损害者慎用苯二氮䓬类药物。注意抗抑郁药、抗癫痫药、苯二氮䓬类药物增加老年患者骨折的风险。

儿童青少年：①药物治疗是心理治疗的辅助措施。②SSRIs 是一线用药，苯二氮䓬类药物仅限短期应用，用于迅速缓解严重焦虑症状，使患儿更易于参与心理治疗；其他常用药物包括苯二氮䓬类、SNRIs、丁螺环酮等。③根据患儿年龄、体重来调节每日药物剂量，低剂量起始，逐步调节。④监测患儿症状及疗效、不良反应，尤其是对于焦虑及激惹水平增高者；应注意许多儿童青少年难以描述自身情绪状态及药物副作用。

孕期及哺乳期妇女：①药物治疗不是首选方法。必要时可考虑短期药物治疗，权衡药物对症状的控制效果和对胎儿、婴儿的影响。②选择对母亲和胎儿/婴儿潜在风险最低的药物；以最低有效剂量起始，缓慢加量；尽量短的疗程；单一用药而非联合治疗。③选用妊娠期安全证据相对较大的药物，如 SSRI 类中的舍曲林、西酞普兰、帕罗西汀。④一般不推荐使用苯二氮䓬类药物。若因病情特点必须使用苯二氮䓬类药物，应个体化权衡其风险与收益，应最短时间内使用最小有效剂量，氯硝西泮、劳拉西泮为较佳选择；妊娠前 3 个月避免使用。⑤如决定在产后服用抗抑郁药物，通常应建议产后女性停止哺乳。⑥如未停止哺乳，哺乳期妇女应服用最低有效剂量，以减少婴儿的药物暴露。

C. 药物剂量调整方案

● 常规药物剂量调整：选择药物推荐的平均起始剂量为首次给药剂量，1 周之内增至推荐的平均有效治疗剂量；可视患者的耐受情况及疗效增至最大治疗剂量。

● 特殊人群及敏感体质药物剂量调整原则：选择药物推荐的最低起始剂量作为首次给药剂量，根据患者年龄及躯体耐受情况，决定加药时间及剂量。

2）改善脑功能药物的选择

A. 使用原则：根据患者认知功能损害、体征、实验室及影像学检查结果等选择相应的改善脑功能药物治疗；根据患者配合情况选择静脉滴注或口服治疗。

B. 常用药物

● 改善脑循环为主的药物

● 保护、营养及修复脑神经药物

● 改善自主神经功能、免疫调节药物

3）其他辅助药物：①中药：根据患者伴发症状可酌情配合使用镇静安神类中药；②其他药物：伴有肝损伤患者可合并使用保肝药物治疗等。

（2）心理治疗

1）心理治疗的目的

● 建立治疗联盟，重视患者及家属关注问题，进行相关指导，提高患者家属对相关治疗的依从性及满意度。

● 处理患者出现的社会心理应激、人际关系困难、家庭婚姻问题、人格问题。

● 矫正患者不良的认知或行为模式。

- 提高患者的社会心理功能，促进患者的临床痊愈，降低疾病的复发率。

2）心理治疗的原则

- 心理治疗的目标应首先注重当前问题，以消除当前症状，提高患者依从性。
- 在心理评估及心理诊断的基础上，制定个体化的心理治疗计划。

3）心理治疗方法

- 支持性心理治疗：适用于伴各类心理问题的患者。重要内容是患者与治疗医师间建立适当的治疗性医患关系，并采用倾听、解释、指导、减轻痛苦、提高自信心、鼓励患者自我帮助等支持性技术；每次40~80分钟，一般每周3~5次。
- 认知行为治疗（CBT）：适用于伴各类心理问题的患者，用于修正患者对自己和环境的不合理观念、扭曲的态度，并运用放松训练、暴露、系统脱敏等技术，防止焦虑症状及认知功能损害的进一步加重；可采用个体CBT或团体CBT的方式，个体CBT每次40~80分钟，一般每周1~2次，共12~15次；团体CBT建议每周1次，每次80分钟，共治疗12次。
- 社交技巧训练（social skills training，SST）与自信心训练：适用于社交恐怖患者，多与CBT联合应用。一般每次80分钟，每周1次，8周为1个疗程。
- 人际关系心理治疗：适用于患者当前生活的变动引起的人际交往功能下降，包括丧失，社会角色冲突和角色转换，社会隔离，社交技能缺乏等。每次40~80分钟，一般每周1~2次。
- 婚姻或家庭治疗：适用于存在家庭或婚姻问题的患者，可改善患者的夫妻关系和家庭关系，增强患者的社会支持、减少不良家庭环境对疾病康复的影响。每次40~80分钟，一般每周1~2次。
- 动力心理治疗：适用于存在特定的心理冲突，如罪感、耻感、人际关系、焦虑的管理、压抑或不能接受的冲动，以及儿童和养育者之间的情感交流的不足而造成儿童心理发育缺陷，进而产生自尊、情绪自我调节方面的问题。每次40~80分钟，一般每周1~2次。
- 团体/小组心理治疗：适用于存在人际关系问题、社交问题等心理问题并具有一定期望、心理成熟度和共同目标的患者，主要处理患者的人际问题、提高他们的人际沟通能力，缓解焦虑状态。每次40~80分钟，一般每周3~5次。
- 心理危机干预：对突发的社会心理应激导致患者情绪突发变化，可能带来潜在的安全风险，要进行紧急心理危机干预。

（3）物理治疗：如上述药物治疗、心理治疗及联合治疗方案均疗效不明显，可酌情选用下列方法。①首选重复经颅磁刺激治疗；②脑电生物反馈治疗、脑反射治疗、脑电治疗、智能电针治疗、迷走神经刺激疗法等。

（4）康复治疗：①工娱治疗、特殊工娱治疗、松弛治疗、音乐治疗、漂浮治疗、感觉统合治疗；②有氧训练、文体训练、引导式教育训练、作业疗法、听力整合及语言训练、经络氧疗法等。

2. 住院期治疗方案的执行

（1）药物治疗：①常规治疗：按照入院治疗方案，1 周末调整药物剂量到平均有效治疗剂量，2 周末调整剂量到最大有效治疗剂量。②换药治疗：执行换药治疗方案。

（2）心理治疗：①个体、家庭心理治疗：每周 1～2 次；②团体心理治疗：每周 3～5 次；③放松训练：工作日每天 1 次。

（3）物理治疗：按物理治疗疗程执行。

（4）康复治疗：工作日每天 1 次。

3. 出院前一天、出院当天治疗方案的确定

（1）出院前一天治疗方案：①药物治疗：安排出院医嘱，维持药物治疗剂量；②心理治疗：出院家庭心理治疗，提高出院治疗依从性；③物理治疗：可继续住院期物理治疗。

（2）出院当天治疗方案：①药物治疗：执行出院时治疗剂量；②心理治疗：预约心理治疗，每周 1 次；③物理治疗：预约物理治疗。

（3）入门诊急性期诊疗流程，执行出院门诊急性期治疗方案。

（四）出院标准

（根据既往焦虑障碍临床路径实施情况分析及目前恐怖性焦虑障碍循证医学证据得出）

1. 安全风险评估　未引出明确的自杀、攻击、外走风险。

2. 疗效标准　患者病情稳定，明显好转(与基线相比症状评估减分率≥50%)。

3. 药物副作用　未见明显、患者不能耐受、影响患者躯体健康及目前治疗方案继续实施的药物副作用。

4. 自知力　患者自知力完整或是恢复中，能院外继续坚持服药治疗。

5. 社会功能　患者社会功能完整，或是轻度受损。

（五）标准住院日

（根据既往焦虑障碍临床路径实施情况分析及目前恐怖性焦虑障碍循证医学

证据得出）

标准住院日≤18 天。

（六）参考费用标准

（根据既往焦虑障碍临床路径实施情况分析及目前恐怖性焦虑障碍循证医学证据得出）

9000～15 000 元。

（七）变异监测、记录与分析

在临床路径实施过程中如果出现不符合路径的情况，但其发生有一定合理性，可以缩短住院天数，使患者在路径规定的时间内提前完成路径，或是可以减少住院费用，属于临床路径正变异，实施中需要另作记录，作为改进参考。以下是需要进一步分析、改进的负变异。

1. 患者和家属因素

（1）患者住院期间发现其他躯体疾病需增加检查或治疗费用，但不需要改变原治疗方案。

（2）患者或家属无理由拒绝执行路径中规定的相关检查、检验或治疗项目，但不需要改变原治疗方案。

（3）患者或家属要求推迟出院，导致住院时间延长或增加住院费用。

（4）患者因敏感体质致使加药缓慢或换药导致住院时间延长或增加住院费用。

（5）患者因疗效差换药导致住院时间延长或增加住院费用。

（6）患者患者因敏感体质换药导致住院时间延长或增加住院费用。

（7）患者检查中出现有临床意义的异常检查结果，需要复查或明确异常原因，但不需要改变原治疗方案，导致住院时间延长或增加住院费用。

（8）其他。

2. 医务人员因素

（1）因医护原因出现治疗延迟。

（2）因医护原因执行医嘱延迟。

（3）因医护原因会诊延迟。

（4）其他。

3. 系统因素

（1）因系统因素导致检查（验）延迟。

（2）因系统因素导致检查（验）报告延迟。

（3）周末及节假日不能检查。

（4）周末及节假日特殊治疗。

（5）设备故障。

（6）其他。

（八）出径

1. 患者出现了严重的并发症，需要改变原治疗方案。

2. 患者要求出院、转院或改变治疗方式。

3. 患者症状或病情发生变化需要更改诊断。

4. 因诊断有误而需要更改诊断。

5. 患者住院日延长超过 7 天。

6. 其他因素。

二、惊恐障碍临床路径

（一）入径标准

1. 适合对象

（1）第一诊断为 ICD-10：F41.0 惊恐障碍。

（2）排除标准

1）排除器质性疾病（如急性肺栓塞、哮喘、心绞痛、高血压、短暂性脑缺血发作等）引起的焦虑、恐惧症状。

2）排除以下情况：①伴兴奋躁动、冲动攻击及外走行为，或有潜在攻击冲动、外走风险且不能配合治疗的患者；②有自伤自杀行为（近 1 个月内），或强烈的自杀观念（自杀观念单项评分≥2）且不能配合治疗的患者；③伴有需要继续治疗的躯体疾病。

2. 诊断依据　符合 ICD-10 有关惊恐障碍（F41.0）的诊断标准。

（二）评估方案

1. 入径第 1 天

（1）安全风险评估

1）责任人：住院医师、责任护士。

2）内容

自杀风险评估（自杀风险及危险因素评估）

攻击风险评估（攻击风险及危险因素评估）

外走风险评估（外走风险及危险因素评估）

注：如患者存在严重的自杀、攻击风险，需加评哥伦比亚自杀严重程度评定量表（C-SSRS）及 Barratt 冲动量表。

（2）躯体健康评估

1）必查项目

实验室检查：血细胞分析、尿液检查、粪便常规；血生化（肝功能、肾功能、血脂、电解质、血糖、凝血系列、心肌酶、肌钙蛋白）；内分泌检查（甲状腺功能系列、性激素系列）；感染性疾病筛查（甲、乙、丙、戊肝，梅毒，艾滋病病毒）。

电生理检查：心电图；脑电图/脑电地形图；诱发电位。

影像检查：腹部 B 超；胸部正侧位片；头颅 CT。

2）可选项目：根据患者具体疾病情况或相关科室会诊建议选择相应的检查。

（3）心理测量评估

1）必查项目

症状评估：临床疗效总评量表-病情严重程度（CGI-SI）；临床疗效总评量表-疗效总评（CGI-GI）；汉密顿焦虑量表（HAMA）；汉密顿抑郁量表（HAMD）；宗氏焦虑自评量表（SAS）；宗氏抑郁自评量表（SDS）；贝克焦虑量表（BAI）；状态-特质焦虑问卷（STAI）；精神护理观察量表。

药物副作用评估：UKU 副作用量表（UKU）。

社会功能评估：功能大体评定量表（GAF）；社会功能缺陷筛选量表（SDSS）；日常生活能力评定量表（ADL）。

依从性评估：药物依从性评定量表（MARS）。

社会心理因素评估：生活事件量表（LES）；社会支持评定量表（SSRS）。

人格评估：艾森克人格问卷（EPQ）。

认知评估：RBANS 测查表；Stroop 测查表；威斯康星卡片分类测验表（WCST）。

2）可选项目

症状评估：惊恐相关症状量表（PASS）；惊恐障碍严重度量表（PDSS）。

药物副作用评估：治疗时出现的症状量表（TESS）；亚利桑那性体验量表

（ASEX）。

社会功能评估：功能缺陷评定量表（WHO DAS-Ⅱ）；个人和社会功能量表（PSP）；生活质量量表（SF-12）。

社会心理因素评估：自尊量表（SES）；家庭环境量表（FES）；婚姻关系类型问卷；儿童期创伤问卷（CTQ）；防御方式问卷（DSQ）。

人格评估：明尼苏达多相个性调查表（MMPI-2）；卡特尔16种人格因素问卷（16-PF）。

认知评估：韦氏成人智力量表（WAIS）；韦氏记忆量表；精神状态检查量表（MMSE）；蒙特利尔认知评估量（MoCA）。

2. 入径第2天

（1）安全风险评估

1）责任人：住院医师、责任护士。

2）内容

自杀风险评估（自杀风险及危险因素评估）

攻击风险评估（攻击风险及危险因素评估）

外走风险评估（外走风险及危险因素评估）

注：如患者存在严重的自杀、攻击风险，需加评哥伦比亚自杀严重程度评定量表（C-SSRS）及Barratt冲动量表。

（2）动态临床评估：包括查房对病情评估及根据躯体检查结果对躯体健康的评估，必要时请相关科室会诊。

3. 入径第3天

（1）安全风险评估

1）责任人：住院医师、责任护士。

2）内容

自杀风险评估（自杀风险及危险因素评估）

攻击风险评估（攻击风险及危险因素评估）

外走风险评估（外走风险及危险因素评估）

注：如患者存在严重的自杀、攻击风险，需加评哥伦比亚自杀严重程度评定量表（C-SSRS）及Barratt冲动量表。

（2）动态临床评估：包括查房对病情评估及根据躯体检查结果对躯体健康的评估，必要时请相关科室会诊。

4. 入径第 1～n 周末

（1）安全风险评估

1）责任人：住院医师、责任护士。

2）内容

自杀风险评估（自杀风险及危险因素评估）

攻击风险评估（攻击风险及危险因素评估）

外走风险评估（外走风险及危险因素评估）

注：如患者存在严重的自杀、攻击风险，需加评哥伦比亚自杀严重程度评定量表（C-SSRS）及 Barratt 冲动量表。

（2）躯体健康评估

1）必复查项目

实验室检查：血细胞分析、尿液检查；血生化（肝功能、肾功能、血脂、电解质、血糖）；内分泌检查（泌乳素）。

电生理检查：心电图。

2）可选项目：根据患者具体疾病情况或相关科室会诊建议选择相应的检查。

（3）心理测量评估

1）必选项目

症状评估：临床疗效总评量表-病情严重程度（CGI-SI）；临床疗效总评量表-疗效总评（CGI-GI）；汉密顿焦虑量表（HAMA）；汉密顿抑郁量表（HAMD）；宗氏焦虑自评量表（SAS）；宗氏抑郁自评量表（SDS）；贝克焦虑量表（BAI）；状态-特质焦虑问卷（STAI）；精神护理观察量表。

药物副作用评估：UKU 副作用量表（UKU）。

2）可选项目

症状评估：惊恐相关症状量表（PASS）；惊恐障碍严重度量表（PDSS）。

药物副作用评估：治疗时出现的症状量表（TESS）；亚利桑那性体验量表（ASEX）。

社会功能评估：功能缺陷评定量表（WHO DAS-Ⅱ）；个人和社会功能量表（PSP）；生活质量量表（SF-12）。

5. 出院前 1～2 天（距上次评估 4 天以上需再次评估）

（1）安全风险评估

1）责任人：住院医师、责任护士。

2）内容

自杀风险评估（自杀风险及危险因素评估）

攻击风险评估（攻击风险及危险因素评估）

外走风险评估（外走风险及危险因素评估）

注：如患者存在严重的自杀、攻击风险，需加评哥伦比亚自杀严重程度评定量表（C-SSRS）及 Barratt 冲动量表。

（2）躯体健康评估：根据患者具体躯体疾病情况做相应评估。

（3）心理测量评估

1）必选项目

症状及疗效评估：临床疗效总评量表-病情严重程度（CGI-SI）；临床疗效总评量表-疗效总评(CGI-GI)；汉密顿焦虑量表(HAMA)；汉密顿抑郁量表(HAMD)；宗氏焦虑自评量表（SAS）；宗氏抑郁自评量表（SDS）；贝克焦虑量表（BAI）；状态-特质焦虑问卷（STAI）；精神护理观察量表。

药物副作用评估：UKU 副作用量表（UKU）。

社会功能评估：功能大体评定量表（GAF）；社会功能缺陷筛选量表（SDSS）；日常生活能力评定量表（ADL）。

依从性评估：药物依从性评定量表（MARS）。

2）可选项目

症状评估：惊恐相关症状量表（PASS）；惊恐障碍严重度量表（PDSS）。

药物副作用评估:治疗时出现的症状量表(TESS);亚利桑那性体验量表(ASEX)。

社会功能评估：功能缺陷评定量表（WHO DAS-Ⅱ）；个人和社会功能量表（PSP）；生活质量量表（SF-12）。

（三）治疗方案

①根据国内外焦虑障碍防治指南[《中国焦虑障碍防治指南》(第一版)、《2015新加坡卫生部临床实践指南》、《2014 英国精神药理学协会指南》、《2014 加拿大临床实践指南》]；②结合国内外焦虑障碍诊疗规范、循证医学证据以及临床实践等；③制订综合、个体化的治疗方案。

1. 治疗方案的制定

（1）药物治疗：包括抗焦虑药物、改善脑功能药物及其他辅助药物等以下几个方面。

1）抗焦虑药物的选择

A. 抗焦虑推荐药物

A 级推荐药物：①SSRIs：帕罗西汀、艾司西酞普兰、舍曲林、氟西汀、氟伏沙明、西酞普兰；②SNRIs：文拉法辛；③苯二氮䓬类药物：如阿普唑仑、劳拉西泮、地西泮、氯硝西泮。

B 级推荐药物：①TCAs：氯米帕明、丙咪嗪；②NaSSAs：米氮平；③选择性去甲肾上腺素再摄取抑制剂（NRI）：瑞波西汀。

B. 抗焦虑药物治疗方案的制订

遵循个体化的原则，根据患者起病形式、临床症状的特征、目前用药情况（品种、疗效、不良反应等）、家族史、人格特征、年龄、躯体状况，以及患者的耐受性及经济承受能力，结合药物的受体药理学、药代动力学和药效学特征及药物的安全性、耐受性、经济性和简易性制定抗焦虑药物治疗方案。

基于症状的药物治疗方案：

● 首选药物为 SSRI、SNRI 类。

● 对于合并中、重度抑郁障碍，惊恐发作频繁、严重者，迅速恶化的广场恐怖、自杀意念者，单独采用心理治疗可能疗效不足，应首选上述药物治疗。

● 如伴有严重焦虑、激越：可首选具有镇静作用的药物，如 SSRIs 中帕罗西汀、氟伏沙明、SNRIs 中文拉法辛、NaSSAs 中米氮平等。

● 伴有强迫症状：可首选具有抗强迫作用的药，如 SSRI 中帕罗西汀、舍曲林、氟伏沙明等。

● 伴有明显躯体不适、疼痛等躯体化症状：可选用具有改善躯体化症状的药物，如 SNRI 中文拉法辛。

● 伴有严重睡眠障碍：可选用具有调节睡眠作用的抗抑郁剂，如米氮平；可短期应用苯二氮䓬类药物。

基于目前用药疗效的药物治疗方案：

● 有效：用药 2～4 周达临床缓解（与基线相比症状评估减分率≥30%），继续原药治疗。

● 无效：用药 2～4 周未达临床缓解（与基线相比症状评估减分率<30%）。

如未达最大治疗剂量：加量到最大有效治疗剂量。

如已达最大治疗剂量：如一种 SSRI 疗效不佳，可换用另一种 SSRI 或 SNRI；如效果仍不好，可根据情况选择丙咪嗪、氯米帕明或米氮平；同时按照基于症状的药物治疗方案选择换药种类；或联合药物治疗与心理治疗。

基于有无家族史的药物治疗方案：

● 抑郁障碍家族史：可首选先证者肯定治疗效果显著的 SSRI 类或 SNRI 类药物。

基于特殊人群的药物治疗方案：

内容同"恐怖性焦虑障碍临床路径"中相应部分。

C. 药物剂量调整方案

● 常规药物剂量调整：选择药物推荐的平均起始剂量为首次给药剂量，1周之内增至推荐的平均有效治疗剂量；可视患者的耐受情况及疗效增至最大治疗剂量。

● 特殊人群及敏感体质药物剂量调整原则：选择药物推荐的最低起始剂量作为首次给药剂量，根据患者年龄及躯体耐受情况，决定加药时间及剂量。

2）改善脑功能药物的选择

A. 使用原则：根据患者认知功能损害、体征、实验室及影像学检查结果等选择相应的改善脑功能药物治疗；根据患者配合情况选择静脉滴注或口服治疗。

B. 常用药物：

● 改善脑循环为主的药物

● 保护、营养及修复脑神经药物

● 改善自主神经功能、免疫调节药物

3）其他辅助药物：①中药：根据患者伴发症状可酌情配合使用镇静安神类中药；②其他药物：伴有肝损伤患者可合并使用保肝药物治疗等。

（2）心理治疗

1）心理治疗的目的：处理患者出现的社会心理应激、心理冲突，矫正其不良认知或行为模式，改善患者对服药及相关治疗的依从性；最大限度提高患者的社会心理功能，促进患者的临床痊愈。

2）心理治疗的原则

● 心理治疗的目标应首先注重当前问题，以消除当前症状，提高患者依从性。

● 心理治疗应和药物治疗一样作为惊恐障碍的主要治疗选择，尤其当患者处于妊娠期、哺乳期，应作为首选。

● 在心理评估及心理诊断的基础上，制定个体化的心理治疗计划。

3）心理治疗方法

● 支持性心理治疗：适用于伴各类心理问题的患者，每次 40～80 分钟，一般每周 3～5 次。

● 认知行为治疗（CBT）：适用于伴各类心理问题的患者，用于修正患者对自己和环境的不合理观念、扭曲的态度，运用放松训练、暴露、系统脱敏等技术，防止焦虑症状及认知功能损害的进一步加重；建议每次 40～80 分钟，一般每周 1～2 次，共 12～15 次。

● 动力心理治疗：适用于存在特定的心理冲突，以及儿童和养育者之间的情感交流的不足而造成儿童心理发育缺陷，进而产生自尊、情绪自我调节方面的问题。每次 40～80 分钟，一般每周 1～2 次。

● 人际关系心理治疗：适用于患者当前生活的变动引起的人际交往功能下降，每次 40～80 分钟，一般每周 1～2 次。

● 婚姻或家庭治疗：适用于存在家庭或婚姻问题的患者，每次 40～80 分钟，一般每周 1～2 次。

● 团体/小组心理治疗：适用于存在人际关系问题、社交问题等心理问题并具有一定期望、心理成熟度和共同目标的患者，每次 40～80 分钟，一般每周 3～5 次。

● 心理危机干预：对突发的社会心理应激导致患者情绪突发变化，可能带来潜在的安全风险，要进行紧急心理危机干预。

（3）物理治疗：如上述药物治疗、心理治疗及联合治疗方案均疗效不明显，可酌情选用下列方法。①首选重复经颅磁刺激治疗；②脑电生物反馈治疗、脑反射治疗、脑电治疗、智能电针治疗、迷走神经刺激疗法等。

（4）康复治疗：①工娱治疗、特殊工娱治疗、松弛治疗、音乐治疗、漂浮治疗、感觉统合治疗；②有氧训练、文体训练、引导式教育训练、作业疗法、听力整合及语言训练、经络氧疗法等。

2. 住院期治疗方案的执行

（1）药物治疗：①常规治疗：按照入院治疗方案，1 周末调整药物剂量到平均有效治疗剂量，2 周末调整剂量到最大有效治疗剂量。②换药治疗：执行换药治疗方案。

（2）心理治疗：①个体、家庭心理治疗：每周 1～2 次；②团体心理治疗：每周 3～5 次；③放松训练：工作日每天 1 次。

（3）物理治疗：按物理治疗疗程执行。

（4）康复治疗：工作日每天 1 次。

3. 出院前一天、出院当天治疗方案的确定

（1）出院前一天治疗方案：①药物治疗：维持药物治疗剂量；②心理治疗：出院家庭心理治疗，安排出院医嘱，提高出院治疗依从性；③物理治疗：可继续住院期物理治疗。

（2）出院当天治疗方案：①药物治疗：执行出院时治疗剂量；②心理治疗：预约心理治疗，每周 1 次；③物理治疗：预约物理治疗。

（3）入门诊急性期诊疗流程，执行出院门诊急性期治疗方案。

（四）出院标准

（根据既往焦虑障碍临床路径实施情况分析及目前恐怖性焦虑障碍循证医学证据得出）

1. 安全风险评估 未引出明确的自杀、攻击、外走风险。

2. 疗效标准 患者病情稳定，明显好转（与基线相比症状评估减分率≥50%）。

3. 药物副作用 未见明显、患者不能耐受、影响患者躯体健康及目前治疗方案继续实施的药物副作用。

4. 自知力 患者自知力完整或是恢复中，能院外继续坚持服药治疗。

5. 社会功能 患者社会功能完整，或是轻度受损。

（五）标准住院日

（根据既往焦虑障碍临床路径实施情况分析及目前惊恐障碍循证医学证据得出）

标准住院日 ≤18 天。

（六）参考费用标准

（根据既往焦虑障碍临床路径实施情况分析及目前惊恐障碍循证医学证据得出）9000～15 000 元。

（七）变异监测、记录与分析

在临床路径实施过程中如果出现不符合路径的情况，但其发生有一定合理性，可以缩短住院天数，使患者在路径规定的时间内提前完成路径，或是可以减少住院费用，属于临床路径正变异，实施中需要另作记录，作为改进参考。以下是需

要进一步分析、改进的负变异。

1. 患者和家属因素

（1）患者住院期间发现其他躯体疾病需增加检查或治疗费用，但不需要改变原治疗方案。

（2）患者或家属无理由拒绝执行路径中规定的相关检查、检验或治疗项目，但不需要改变原治疗方案。

（3）患者或家属要求推迟出院，导致住院时间延长或增加住院费用。

（4）患者因敏感体质致使加药缓慢或换药导致住院时间延长或增加住院费用。

（5）患者因疗效差换药导致住院时间延长或增加住院费用。

（6）患者患者因敏感体质换药导致住院时间延长或增加住院费用。

（7）患者检查中出现有临床意义的异常检查结果，需要复查或明确异常原因，但不需要改变原治疗方案，导致住院时间延长或增加住院费用。

（8）其他。

2. 医务人员因素

（1）因医护原因出现治疗延迟。

（2）因医护原因执行医嘱延迟。

（3）因医护原因会诊延迟。

（4）其他。

3. 系统因素

（1）因系统因素导致检查（验）延迟。

（2）因系统因素导致检查（验）报告延迟。

（3）周末及节假日不能检查。

（4）周末及节假日特殊治疗。

（5）设备故障。

（6）其他。

（八）出径

1. 患者出现了严重的并发症，需要改变原治疗方案。

2. 患者要求出院、转院或改变治疗方式。

3. 患者症状或病情发生变化需要更改诊断。

4. 因诊断有误而需要更改诊断。

5. 患者住院日延长超过 7 天。

6. 其他因素。

三、广泛性焦虑障碍临床路径

（一）入径标准

1. 适合对象

（1）第一诊断为 ICD-10：F41.1 广泛性焦虑障碍。

（2）排除标准

1）排除器质性疾病（如急性肺栓塞、哮喘、心绞痛、高血压、短暂性脑缺血发作等）引起的焦虑、恐惧症状。

2）排除以下情况：①伴兴奋躁动、冲动攻击及外走行为，或有潜在攻击冲动、外走风险且不能配合治疗的患者；②有自伤自杀行为（近 1 个月内），或强烈的自杀观念（自杀观念单项评分≥2）且不能配合治疗的患者；③伴有需要继续治疗的躯体疾病。

2. 诊断依据　符合 ICD-10 有关广泛性焦虑障碍（F41.1）的诊断标准。

（二）评估方案

1. 入径第 1 天

（1）安全风险评估

1）责任人：住院医师、责任护士。

2）内容

自杀风险评估（自杀风险及危险因素评估）

攻击风险评估（攻击风险及危险因素评估）

外走风险评估（外走风险及危险因素评估）

注：如患者存在严重的自杀、攻击风险，需加评哥伦比亚自杀严重程度评定量表（C-SSRS）及 Barratt 冲动量表。

（2）躯体健康评估

1）必查项目

实验室检查：血细胞分析、尿液检查、粪便常规；血生化（肝功能、肾功能、血脂、电解质、血糖、凝血系列、心肌酶、肌钙蛋白）；内分泌检查（甲状腺功能系列、性激素系列）；感染性疾病筛查（甲、乙、丙、戊肝，梅毒，艾滋病病毒）。

电生理检查：心电图；脑电图/脑电地形图；诱发电位。

影像检查：腹部 B 超；胸部正侧位片；头颅 CT。

2）可选项目：根据患者具体疾病情况或相关科室会诊建议选择相应的检查。

（3）心理测量评估

1）必查项目

症状评估：临床疗效总评量表-病情严重程度（CGI-SI）；临床疗效总评量表-疗效总评（CGI-GI）；汉密顿焦虑量表（HAMA）；汉密顿抑郁量表（HAMD）；宗氏焦虑自评量表（SAS）；宗氏抑郁自评量表（SDS）；贝克焦虑量表（BAI）；状态-特质焦虑问卷（STAI）；精神护理观察量表。

药物副作用评估：UKU 副作用量表（UKU）。

社会功能评估：功能大体评定量表（GAF）；社会功能缺陷筛选量表（SDSS）；日常生活能力评定量表（ADL）。

依从性评估：药物依从性评定量表（MARS）。

社会心理因素评估：生活事件量表（LES）；社会支持评定量表（SSRS）。

人格评估：艾森克人格问卷（EPQ）。

认知评估：RBANS 测查表；Stroop 测查表；威斯康星卡片分类测验表（WCST）。

2）可选项目

症状评估：广泛性焦虑自评量表（GAD-7）。

药物副作用评估：治疗时出现的症状量表（TESS）；亚利桑那性体验量表（ASEX）。

社会功能评估：功能缺陷评定量表（WHO DAS-Ⅱ）；个人和社会功能量表（PSP）；生活质量量表（SF-12）。

社会心理因素评估：自尊量表（SES）；家庭环境量表（FES）；婚姻关系类型问卷；儿童期创伤问卷（CTQ）；防御方式问卷（DSQ）。

人格评估：明尼苏达多相个性调查表（MMPI-2）；卡特尔 16 种人格因素问卷（16-PF）。

认知评估：韦氏成人智力量表（WAIS）；韦氏记忆量表；精神状态检查量表（MMSE)、蒙特利尔认知评估量表（MoCA）。

2. 入径第 2 天

（1）安全风险评估

1）责任人：住院医师、责任护士。

2）内容

自杀风险评估（自杀风险及危险因素评估）

攻击风险评估（攻击风险及危险因素评估）

外走风险评估（外走风险及危险因素评估）

注：如患者存在严重的自杀、攻击风险，需加评哥伦比亚自杀严重程度评定量表（C-SSRS）及 Barratt 冲动量表。

（2）动态临床评估 包括查房对病情评估及根据躯体检查结果对躯体健康的评估，必要时请相关科室会诊。

3. 入径第 3 天

（1）安全风险评估

1）责任人：住院医师、责任护士。

2）内容

自杀风险评估（自杀风险及危险因素评估）

攻击风险评估（攻击风险及危险因素评估）

外走风险评估（外走风险及危险因素评估）

注：如患者存在严重的自杀、攻击风险，需加评哥伦比亚自杀严重程度评定量表（C-SSRS）及 Barratt 冲动量表。

（2）动态临床评估：包括查房对病情评估及根据躯体检查结果对躯体健康的评估，必要时请相关科室会诊。

4. 入径第 1～n 周末

（1）安全风险评估

1）责任人：住院医师、责任护士。

2）内容

自杀风险评估（自杀风险及危险因素评估）

攻击风险评估（攻击风险及危险因素评估）

外走风险评估（外走风险及危险因素评估）

注：如患者存在严重的自杀、攻击风险，需加评哥伦比亚自杀严重程度评定量表（C-SSRS）及 Barratt 冲动量表。

（2）躯体健康评估

1）必复查项目

实验室检查：血细胞分析、尿液检查；血生化（肝功能、肾功能、血脂、电解质、血糖）；内分泌检查（泌乳素）。

电生理检查：心电图。

2）可选项目：根据患者具体躯体疾病情况或相关科室会诊后选择相应的检查。

（3）心理测量评估

1）必选项目

症状评估：临床疗效总评量表-病情严重程度（CGI-SI）；临床疗效总评量表-疗效总评（CGI-GI）；汉密顿焦虑量表（HAMA）；汉密顿抑郁量表（HAMD）；宗氏焦虑自评量表（SAS）；宗氏抑郁自评量表（SDS）；贝克焦虑量表（BAI）；状态-特质焦虑问卷（STAI）；精神护理观察量表。

药物副作用评估：UKU副作用量表（UKU）。

2）可选项目

症状评估：广泛性焦虑自评量表（GAD-7）。

药物副作用评估：治疗时出现的症状量表（TESS）；亚利桑那性体验量表（ASEX）。

社会功能评估：功能缺陷评定量表（WHO DAS-Ⅱ）；个人和社会功能量表（PSP）；生活质量量表（SF-12）。

5. 出院前1～2天（距上次评估4天以上需再次评估）

（1）安全风险评估

1）责任人：住院医师、责任护士。

2）内容

自杀风险评估（自杀风险及危险因素评估）

攻击风险评估（攻击风险及危险因素评估）

外走风险评估（外走风险及危险因素评估）

注：如患者存在严重的自杀、攻击风险，需加评哥伦比亚自杀严重程度评定量表（C-SSRS）及Barratt冲动量表。

（2）躯体健康评估：根据患者具体躯体疾病情况做相应评估。

（3）心理测量评估

1）必选项目

症状评估：临床疗效总评量表-病情严重程度（CGI-SI）；临床疗效总评量表-疗效总评（CGI-GI）；汉密顿焦虑量表（HAMA）；汉密顿抑郁量表（HAMD）；宗氏焦虑自评量表（SAS）；宗氏抑郁自评量表（SDS）；贝克焦虑量表（BAI）；状态-特质焦虑问卷（STAI）；精神护理观察量表。

药物副作用评估：UKU 副作用量表（UKU）。

社会功能评估：功能大体评定量表（GAF）；社会功能缺陷筛选量表（SDSS）；日常生活能力评定量表（ADL）。

依从性评估：药物依从性评定量表（MARS）。

2）可选项目

症状评估：广泛性焦虑自评量表（GAD-7）。

药物副作用评估：治疗时出现的症状量表（TESS）；亚利桑那性体验量表（ASEX）。

社会功能评估：功能缺陷评定量表（WHO DAS-Ⅱ）；个人和社会功能量表（PSP）；生活质量量表（SF-12）。

（三）治疗方案

①根据国内外焦虑障碍防治指南[《中国焦虑障碍防治指南》（第一版）、《2015新加坡卫生部临床实践指南》、《2014英国精神药理学协会指南》、《2014加拿大临床实践指南》]；②结合国内外焦虑障碍诊疗规范、循证医学证据以及临床实践等；③制订综合、个体化的治疗方案。

1. 治疗方案的制定

（1）药物治疗：包括抗焦虑药物、改善脑功能药物及其他辅助药物等以下几个方面。

1）抗焦虑药物的选择

A. 抗焦虑推荐药物

A 级推荐药物：①SNRIs：文拉法辛、度洛西汀；②SSRIs：帕罗西汀、艾司西酞普兰、西酞普兰、舍曲林、氟伏沙明；③5-HT1A 受体部分激动剂：丁螺环酮、坦度螺酮；④苯二氮䓬类药物：如阿普唑仑、劳拉西泮、地西泮、氯硝西泮。

B 级推荐药物：①SARIs：曲唑酮；②NaSSAs：米氮平；③TCAs：多塞平、阿莫沙平、马普替林、丙咪嗪；④β 受体阻滞剂：普萘洛尔；⑤非典型抗精神病药：利培酮、喹硫平、奥氮平、齐拉西酮等；⑥其他：如普瑞巴林；羟嗪；褪黑素 MT1/MT2 受体激动剂和 5-HT2C 受体拮抗剂（阿戈美拉汀）。

B. 抗焦虑药物治疗方案的制订

遵循个体化的原则，根据患者起病形式、临床症状的特征、目前用药情况（品种、疗效、不良反应等）、家族史、人格特征、年龄、躯体状况，以及患者的耐受性及经济承受能力，结合药物的受体药理学、药代动力学和药效学特征及药物的安全性、耐受性、经济性和简易性制定抗焦虑药物治疗方案。

基于症状的药物治疗方案：

● 首选药物为 SNRI、SSRI 类。

● 如伴有严重焦虑、激越：可首选具有镇静作用的药物，如 SSRIs 中帕罗西汀、氟伏沙明、SNRIs 中文拉法辛、NaSSA 中米氮平、如 SARIs 中曲唑酮等。

● 伴有强迫症状：可首选具有抗强迫作用的药，如 SSRI 中帕罗西汀、舍曲林、氟伏沙明等。

● 伴有明显躯体不适、疼痛等躯体化症状：可选用具有改善躯体化症状的药物，如 SNRI 中文拉法辛、度洛西汀。

● 伴有严重睡眠障碍：可选用具有调节睡眠作用的抗抑郁剂，如米氮平、曲唑酮；可短期应用苯二氮䓬类药物。

基于目前用药疗效的药物治疗方案：

● 有效：用药 2~4 周达临床缓解（与基线相比症状评估减分率≥30%），继续原药治疗。

● 无效：用药 2~4 周未达临床缓解（与基线相比症状评估减分率＜30%）。

如未达最大治疗剂量：加量到最大有效治疗剂量。

如已达最大治疗剂量：如一种 SSRI 疗效不佳，可换用另一种 SNRI 或 SSRI；如效果仍不好，可根据情况选择其他二线用药（如 TCAs、米氮平、曲唑酮）；如仍无效，可考虑联用 SSRIs 与非典型抗精神病药；同时按照基于症状的药物治疗方案选择换药种类；或联合药物治疗与心理治疗。

基于有无家族史的药物治疗方案：

● 抑郁障碍家族史：可首选先证者肯定治疗效果显著的 SSRI 类或 SNRI 类药物。

基于特殊人群的药物治疗方案：

内容同"恐怖性焦虑障碍临床路径"中相应部分。

C. 药物剂量调整方案

● 常规药物剂量调整：选择药物推荐的平均起始剂量为首次给药剂量，1 周之内增至推荐的平均有效治疗剂量；可视患者的耐受情况及疗效增至最大治疗剂量。

● 特殊人群及敏感体质药物剂量调整原则：选择药物推荐的最低起始剂量作为首次给药剂量，根据患者年龄及躯体耐受情况，决定加药时间及剂量。

2）改善脑功能药物的选择

A. 使用原则：根据患者认知功能损害、体征、实验室及影像学检查结果等选择相应的改善脑功能药物治疗；根据患者配合情况选择静脉滴注或口服治疗。

B. 常用药物

● 改善脑循环为主的药物

● 保护、营养及修复脑神经药物

● 改善自主神经功能、免疫调节药物

3）其他辅助药物：①中药：根据患者伴发症状可酌情配合使用镇静安神类中药；②其他药物：伴有肝损伤患者可合并使用保肝药物治疗等。

（2）心理治疗

1）心理治疗的目的：缓解焦虑症状、躯体症状；提高依从性，坚持长期治疗；矫正各种不良心理社会后果，如婚姻不和睦、职业退缩、社交回避等；最大限度地恢复社会功能。

2）心理治疗的原则

● 心理治疗的目标应首先注重当前问题，以消除当前症状为主。

● 制订治疗计划时，不以改变和重塑人格为首选目标。

● 在心理评估及心理诊断的基础上，制定个体化的心理治疗计划。

● 如治疗 6 周焦虑症状无改善，或治疗 12 周症状缓解不彻底，应考虑重新评价、换用或联用其他药物治疗。

3）心理治疗方法

● 支持性心理治疗：适用于伴各类心理问题的患者，每次 40～80 分钟，一般每周 3～5 次。

● 认知行为治疗（CBT）：适用于伴各类心理问题的患者，用于修正患者对自己和环境的不合理观念、扭曲的态度，运用放松训练、暴露、系统脱敏等技术，防止焦虑症状及认知功能损害的进一步加重。急性期疗程共 16～20 小时，包括 15～20 次治疗性会谈，每天 1 次，疗程 3～4 周。

● 动力心理治疗：通过专业化技术帮助患者认识其焦虑的潜意识内容，使之能够自我控制情感症状和异常行为，处理应激性境遇。采用短程疗法。每周 1 次，共 10～20 次。

● 人际关系心理治疗：适用于患者当前生活的变动引起的人际交往功能下降，每次 40～80 分钟，一般每周 1～2 次。

● 婚姻或家庭治疗：适用于存在家庭或婚姻问题的患者，每次 40～80 分钟，一般每周 1~2 次。

● 团体/小组心理治疗：适用于存在人际关系问题、社交问题等心理问题并具有一定期望、心理成熟度和共同目标的患者，每次 40~80 分钟，一般每周 3~5 次。

● 心理危机干预：对突发的社会心理应激导致患者情绪突发变化，可能带来潜在的安全风险，要进行紧急心理危机干预。

（3）物理治疗：如上述药物治疗、心理治疗及联合治疗方案均疗效不明显，可酌情选用下列方法。①首选重复经颅磁刺激治疗；②脑电生物反馈治疗、脑反射治疗、脑电治疗、智能电针治疗、迷走神经刺激疗法等。

（4）康复治疗：①工娱治疗、特殊工娱治疗、松弛治疗、音乐治疗、漂浮治疗、感觉统合治疗；②有氧训练、文体训练、引导式教育训练、作业疗法、听力整合及语言训练、经络氧疗法等。

2. 住院期治疗方案的执行

（1）药物治疗：①常规治疗：按照入院治疗方案，1 周末调整药物剂量到平均有效治疗剂量，2 周末调整剂量到最大有效治疗剂量。②换用治疗：执行换药治疗方案。

（2）心理治疗：①个体、家庭心理治疗：每周 1~2 次；②团体心理治疗：每周 3~5 次；③放松训练：工作日每天 1 次。

（3）物理治疗：按物理治疗疗程执行。

（4）康复治疗：工作日每天 1 次。

3. 出院前一天、出院当天治疗方案的确定

（1）出院前一天治疗方案。①药物治疗：维持药物治疗剂量；②心理治疗：出院家庭心理治疗，安排出院医嘱，提高出院治疗依从性；③物理治疗：可继续住院期物理治疗。

（2）出院当天治疗方案。①药物治疗：执行出院时治疗剂量；②心理治疗：预约心理治疗，每周 1 次；③物理治疗：预约物理治疗。

（3）入门诊急性期诊疗流程，执行出院门诊急性期治疗方案。

（四）出院标准

（根据既往焦虑障碍临床路径实施情况分析及目前广泛性焦虑障碍循证医学证据得出）

1. 安全风险评估　未引出明确的自杀、攻击、外走风险。

2. 疗效标准　患者病情稳定,明显好转(与基线相比症状评估减分率≥50%)。

3. 药物副作用　未见明显、患者不能耐受、影响患者躯体健康及目前治疗方案继续实施的药物副作用。

4. 自知力　患者自知力完整或是恢复中,能院外继续坚持服药治疗。

5. 社会功能　患者社会功能完整,或是轻度受损。

(五)标准住院日

(根据既往焦虑障碍临床路径实施情况分析及目前广泛性焦虑障碍循证医学证据得出)

标准住院日 ≤18 天。

(六)参考费用标准

(根据既往焦虑障碍临床路径实施情况分析及目前广泛性焦虑障碍循证医学证据得出)

9000~15 000 元。

(七)变异监测、记录与分析

在临床路径实施过程中如果出现不符合路径的情况,但其发生有一定合理性,可以缩短住院天数,使患者在路径规定的时间内提前完成路径,或是可以减少住院费用,属于临床路径正变异,实施中需要另作记录,作为改进参考。以下是需要进一步分析、改进的负变异。

1. 患者和家属因素

(1)患者住院期间发现其他躯体疾病需增加检查或治疗费用,但不需要改变原治疗方案。

(2)患者或家属无理由拒绝执行路径中规定的相关检查、检验或治疗项目,但不需要改变原治疗方案。

(3)患者或家属要求推迟出院,导致住院时间延长或增加住院费用。

(4)患者因敏感体质致使加药缓慢或换药导致住院时间延长或增加住院费用。

(5)患者因疗效差换药导致住院时间延长或增加住院费用。

(6)患者患者因敏感体质换药导致住院时间延长或增加住院费用。

(7)患者检查中出现有临床意义的异常检查结果,需要复查或明确异常原因,但不需要改变原治疗方案,导致住院时间延长或增加住院费用。

（8）其他。

2. 医务人员因素

（1）因医护原因出现治疗延迟。

（2）因医护原因执行医嘱延迟。

（3）因医护原因会诊延迟。

（4）其他。

3. 系统因素

（1）因系统因素导致检查（验）延迟。

（2）因系统因素导致检查（验）报告延迟。

（3）周末及节假日不能检查。

（4）周末及节假日特殊治疗。

（5）设备故障。

（6）其他。

（八）出径

1. 患者出现了严重的并发症，需要改变原治疗方案。

2. 患者要求出院、转院或改变治疗方式。

3. 患者症状或病情发生变化需要更改诊断。

4. 因诊断有误而需要更改诊断。

5. 患者住院日延长超过 7 天。

6. 其他因素。

四、未特定焦虑障碍临床路径

（一）入径标准

1. 适合对象

（1）第一诊断为 ICD-10：F41.2 混合性焦虑和抑郁障碍；F41.3 其他混合性焦虑障碍；F41.8 其他特定的焦虑障碍；F41.9 焦虑障碍，未特定。

（2）排除标准

1）排除器质性疾病（如急性肺栓塞、哮喘、心绞痛、高血压、短暂性脑缺血发作等）引起的焦虑、恐惧症状。

2）排除以下情况：①伴兴奋躁动、冲动攻击及外走行为，或有潜在攻击冲动、外走风险且不能配合治疗的患者；②有自伤自杀行为（近 1 个月内），或强烈的自杀观念（自杀观念单项评分≥2）且不能配合治疗的患者；③伴有需要继续治疗的躯体疾病。

2. 诊断依据　符合 ICD-10 中除惊恐障碍、广泛性焦虑障碍之外的其他焦虑障碍（F41.2、F41.3、F41.8、F41.9）的诊断标准。

（二）评估方案

1. 入径第 1 天

（1）安全风险评估

1）责任人：住院医师、责任护士。

2）内容

自杀风险评估（自杀风险及危险因素评估）

攻击风险评估（攻击风险及危险因素评估）

外走风险评估（外走风险及危险因素评估）

注：如患者存在严重的自杀、攻击风险，需加评哥伦比亚自杀严重程度评定量表（C-SSRS）及 Barratt 冲动量表。

（2）躯体健康评估

1）必查项目

实验室检查：血细胞分析、尿液检查、粪便常规；血生化（肝功能、肾功能、血脂、电解质、血糖、凝血系列、心肌酶、肌钙蛋白）；内分泌检查（甲状腺功能系列、性激素系列）；感染性疾病筛查（甲、乙、丙、戊肝，梅毒，艾滋病病毒）。

电生理检查：心电图；脑电图/脑电地形图；诱发电位。

影像检查：腹部 B 超；胸部正侧位片；头颅 CT。

2）可选项目：根据患者具体躯体疾病情况或相关科室会诊后选择相应的检查。

（3）心理测量评估

1）必查项目

症状评估：临床疗效总评量表-病情严重程度（CGI-SI）；临床疗效总评量表-疗效总评（CGI-GI）；汉密顿焦虑量表（HAMA）；汉密顿抑郁量表（HAMD）；宗氏焦虑自评量表（SAS）；宗氏抑郁自评量表（SDS）；贝克焦虑量表（BAI）；状态-特质焦虑问卷（STAI）；精神护理观察量表。

药物副作用评估：UKU 副作用量表（UKU）。

社会功能评估：功能大体评定量表（GAF）；社会功能缺陷筛选量表（SDSS）；日常生活能力评定量表（ADL）。

依从性评估：药物依从性评定量表（MARS）。

社会心理因素评估：生活事件量表（LES）；社会支持评定量表（SSRS）。

人格评估：森克人格问卷（EPQ）。

认知评估：RBANS测查表；Stroop测查表；威斯康星卡片分类测验表（WCST）。

2）可选项目

症状评估：广泛性焦虑自评量表（GAD-7）；惊恐相关症状量表（PASS）；惊恐障碍严重度量表（PDSS）；Mark Sheehan 恐惧量表（MSPS）；Liebowitz社交焦虑量表（LSAS）；社交回避及苦恼量表（SAD）；Yale-Brown 强迫量表（Y-BOCS）。

药物副作用评估：治疗时出现的症状量表（TESS）；亚利桑那性体验量表（ASEX）。

社会功能评估：功能缺陷评定量表（WHO DAS-Ⅱ）；个人和社会功能量表（PSP）；生活质量量表（SF-12）。

社会心理因素评估：自尊量表（SES）；家庭环境量表（FES）；婚姻关系类型问卷；儿童期创伤问卷（CTQ）；防御方式问卷（DSQ）。

人格评估：明尼苏达多相个性调查表（MMPI-2）；卡特尔16种人格因素问卷（16-PF）。

认知评估：韦氏成人智力量表（WAIS）；韦氏记忆量表；精神状态检查量表（MMSE)、蒙特利尔认知评估量表（MoCA）。

2. 入径第2天

（1）安全风险评估

1）责任人：住院医师、责任护士。

2）内容

自杀风险评估（自杀风险及危险因素评估）

攻击风险评估（攻击风险及危险因素评估）

外走风险评估（外走风险及危险因素评估）

注：如患者存在严重的自杀、攻击风险，需加评哥伦比亚自杀严重程度评定量表（C-SSRS）及Barratt冲动量表。

（2）动态临床评估：包括查房对病情评估及根据躯体检查结果对躯体健康的评估，必要时请相关科室会诊。

3. 入径第 3 天

（1）安全风险评估

1）责任人：住院医师、责任护士。

2）内容

自杀风险评估（自杀风险及危险因素评估）

攻击风险评估（攻击风险及危险因素评估）

外走风险评估（外走风险及危险因素评估）

注：如患者存在严重的自杀、攻击风险，需加评哥伦比亚自杀严重程度评定量表（C-SSRS）及 Barratt 冲动量表。

（2）动态临床评估：包括查房对病情评估及根据躯体检查结果对躯体健康的评估，必要时请相关科室会诊。

4. 入径第 1～n 周末

（1）安全风险评估

1）责任人：住院医师、责任护士。

2）内容

自杀风险评估（自杀风险及危险因素评估）

攻击风险评估（攻击风险及危险因素评估）

外走风险评估（外走风险及危险因素评估）

注：如患者存在严重的自杀、攻击风险，需加评哥伦比亚自杀严重程度评定量表（C-SSRS）及 Barratt 冲动量表。

（2）躯体健康评估

1）必复查项目

实验室检查：血细胞分析、尿液检查；血生化（肝功能、肾功能、血脂、电解质、血糖）；内分泌检查（泌乳素）。

电生理检查：心电图。

2）可选项目：根据患者具体疾病情况或相关科室会诊建议选择相应的检查。

（3）心理测量评估

1）必选项目

症状评估：临床疗效总评量表-病情严重程度（CGI-SI）；临床疗效总评量表-疗效总评（CGI-GI）；汉密顿焦虑量表（HAMA）；汉密顿抑郁量表（HAMD）；宗氏焦虑自评量表（SAS）；宗氏抑郁自评量表（SDS）；贝克焦虑量表（BAI）；状态-特质焦虑问卷（STAI）；精神护理观察量表。

药物副作用评估：UKU 副作用量表（UKU）。

2）可选项目

症状评估：广泛性焦虑自评量表（GAD-7）；惊恐相关症状量表（PASS）；惊恐障碍严重度量表（PDSS）；Mark Sheehan 恐惧量表（MSPS）；Liebowitz 社交焦虑量表（LSAS）；社交回避及苦恼量表（SAD）；Yale-Brown 强迫量表（Y-BOCS）。

药物副作用评估：治疗时出现的症状量表（TESS）；亚利桑那性体验量表（ASEX）。

社会功能评估：功能缺陷评定量表（WHO DAS-Ⅱ）；个人和社会功能量表（PSP）；生活质量量表（SF-12）。

5. 出院前 1～2 天（距上次评估 4 天以上需再次评估）

（1）安全风险评估

1）责任人：住院医师、责任护士。

2）内容

自杀风险评估（自杀风险及危险因素评估）

攻击风险评估（攻击风险及危险因素评估）

外走风险评估（外走风险及危险因素评估）

注：如患者存在严重的自杀、攻击风险，需加评哥伦比亚自杀严重程度评定量表（C-SSRS）及 Barratt 冲动量表。

（2）躯体健康评估：根据患者具体躯体疾病情况做相应评估。

（3）心理测量评估

1）必选项目

症状评估：临床疗效总评量表-病情严重程度（CGI-SI）；临床疗效总评量表-疗效总评（CGI-GI）；汉密顿焦虑量表（HAMA）；汉密顿抑郁量表（HAMD）；宗氏焦虑自评量表（SAS）；宗氏抑郁自评量表（SDS）；贝克焦虑量表（BAI）；状态-特质焦虑问卷（STAI）；精神护理观察量表。

药物副作用评估：UKU 副作用量表（UKU）。

社会功能评估：功能大体评定量表（GAF）；社会功能缺陷筛选量表（SDSS）；日常生活能力评定量表（ADL）。

依从性评估：药物依从性评定量表（MARS）。

2）可选项目

症状评估：广泛性焦虑自评量表（GAD-7）；惊恐相关症状量表（PASS）；

惊恐障碍严重度量表（PDSS）；Mark Sheehan 恐惧量表（MSPS）；Liebowitz 社交焦虑量表（LSAS）；社交回避及苦恼量表（SAD）；Yale-Brown 强迫量表（Y-BOCS）。

药物副作用评估：治疗时出现的症状量表（TESS）；亚利桑那性体验量表（ASEX）。

社会功能评估：功能缺陷评定量表（WHO DAS-Ⅱ）；个人和社会功能量表（PSP）；生活质量量表（SF-12）。

（三）治疗方案

①根据国内外焦虑障碍防治指南[《中国焦虑障碍防治指南》（第一版）、《2015新加坡卫生部临床实践指南》、《2014英国精神药理学协会指南》、《2014加拿大临床实践指南》]；②结合国内外焦虑障碍诊疗规范、循证医学证据以及临床实践等；③制订综合、个体化的治疗方案。

1. 治疗方案的制定

（1）药物治疗：包括抗焦虑药物、改善脑功能药物及其他辅助药物等以下几个方面。

1）抗焦虑药物的选择

A. 抗焦虑推荐药物

A级推荐药物：①SSRIs：帕罗西汀、艾司西酞普兰、西酞普兰、舍曲林、氟伏沙明；②SNRIs：文拉法辛、度洛西汀；③5-HT1A 受体部分激动剂：丁螺环酮、坦度螺酮；④苯二氮䓬类药物：如阿普唑仑、劳拉西泮、地西泮、氯硝西泮。

B级推荐药物：①SARIs：曲唑酮；②NaSSAs：米氮平；③TCAs：多塞平、阿莫沙平、马普替林、丙咪嗪；④β 受体阻滞剂：普萘洛尔。

B. 抗焦虑药物治疗方案的制订

遵循个体化的原则，根据患者起病形式、临床症状的特征、目前用药情况（品种、疗效、不良反应等）、家族史、人格特征、年龄、躯体状况，以及患者的耐受性及经济承受能力，结合药物的受体药理学、药代动力学和药效学特征及药物的安全性、耐受性、经济性和简易性制定抗焦虑药物治疗方案。

基于症状的药物治疗方案：

● 首选药物为 SSRI、SNRI 类。

● 如伴有严重焦虑、激越：可首选具有镇静作用的药物，如 SSRIs 中帕罗西汀、氟伏沙明、SNRIs 中文拉法辛、NaSSA 中米氮平、如 SARIs 中曲唑酮等。

● 伴有强迫症状：可首选具有抗强迫作用的药，如 SSRI 中帕罗西汀、舍曲林、氟伏沙明等。

● 伴有明显躯体不适、疼痛等躯体化症状：可选用具有改善躯体化症状的药物，如 SNRI 中文拉法辛、度洛西汀。

● 伴有严重睡眠障碍：可选用具有调节睡眠作用的抗抑郁剂，如米氮平、曲唑酮；可短期应用苯二氮䓬类药物。

基于目前用药疗效的药物治疗方案：

● 有效：用药 2～4 周达临床缓解（与基线相比症状评估减分率≥30%），继续原药治疗。

● 无效：用药 2～4 周未达临床缓解（与基线相比症状评估减分率＜30%）。

如未达最大治疗剂量：加量到最大有效治疗剂量。

如已达最大治疗剂量：如一种 SSRI 疗效不佳，可换用另一种 SNRI 或 SSRI；如效果仍不好，可根据情况选择其他二线用药（如 TCAs、米氮平、曲唑酮）；如仍无效，可考虑联用 SSRIs 与非典型抗精神病药；同时按照基于症状的药物治疗方案选择换药种类；或联合药物治疗与心理治疗。

基于有无家族史的药物治疗方案：

● 抑郁障碍家族史：可首选先证者肯定治疗效果显著的 SSRI 类或 SNRI 类药物。

基于特殊人群的药物治疗方案：

内容同"恐怖性焦虑障碍临床路径"中相应部分。

C. 药物剂量调整方案

● 常规药物剂量调整：选择药物推荐的平均起始剂量为首次给药剂量，1 周之内增至推荐的平均有效治疗剂量；可视患者的耐受情况及疗效增至最大治疗剂量。

● 特殊人群及敏感体质药物剂量调整原则：选择药物推荐的最低起始剂量作为首次给药剂量，根据患者年龄及躯体耐受情况，决定加药时间及剂量。

2）改善脑功能药物的选择

A. 使用原则：根据患者认知功能损害、体征、实验室及影像学检查结果等选择相应的改善脑功能药物治疗；根据患者配合情况选择静脉滴注或口服治疗。

B. 常用药物

● 改善脑循环为主的药物

- 保护、营养及修复脑神经药物
- 改善自主神经功能、免疫调节药物

3）其他辅助药物：①中药：根据患者伴发症状可酌情配合使用镇静安神类中药；②其他药物：伴有肝损伤患者可合并使用保肝药物治疗等。

（2）心理治疗

1）心理治疗的目的

- 缓解焦虑症状、躯体症状。
- 提高依从性，坚持长期治疗。
- 矫正各种不良心理社会后果，如婚姻不和睦、职业退缩、社交回避等。
- 最大限度地恢复社会功能。

2）心理治疗的原则

- 心理治疗的目标应首先注重当前问题，以消除当前症状为主。
- 制订治疗计划时，不以改变和重塑人格为首选目标。
- 在心理评估及心理诊断的基础上，制定个体化的心理治疗计划。
- 如治疗 6 周焦虑症状无改善，或治疗 12 周症状缓解不彻底，应考虑重新评价、换用或联用其他药物治疗。

3）心理治疗方法

- 支持性心理治疗：适用于伴各类心理问题的患者，每次 40～80 分钟，一般每周 3～5 次。
- 认知行为治疗（CBT）：适用于伴各类心理问题的患者，用于修正患者对自己和环境的不合理观念、扭曲的态度，运用放松训练、暴露、系统脱敏等技术，防止焦虑症状及认知功能损害的进一步加重。急性期疗程共 16～20 小时，包括 15～20 次治疗性会谈，每天 1 次，疗程 3～4 周。
- 动力心理治疗：通过专业化技术帮助患者认识其焦虑的潜意识内容，使之能够自我控制情感症状和异常行为，处理应激性境遇。采用短程疗法。每周 1 次，共 10～20 次。
- 人际关系心理治疗：适用于患者当前生活的变动引起的人际交往功能下降，每次 40～80 分钟，一般每周 1～2 次。
- 婚姻或家庭治疗：适用于存在家庭或婚姻问题的患者，每次 40～80 分钟，一般每周 1～2 次。
- 团体/小组心理治疗：适用于存在人际关系问题、社交问题等心理问题并具有一定期望、心理成熟度和共同目标的患者，每次 40～80 分钟，一般每周 3～5 次。

● 心理危机干预：对突发的社会心理应激导致患者情绪突发变化，可能带来潜在的安全风险，要进行紧急心理危机干预。

（3）物理治疗：如上述药物治疗、心理治疗及联合治疗方案均疗效不明显，可酌情选用下列方法。①首选重复经颅磁刺激治疗；②脑电生物反馈治疗、脑反射治疗、脑电治疗、智能电针治疗、迷走神经刺激疗法等。

（4）康复治疗：①工娱治疗、特殊工娱治疗、松弛治疗、音乐治疗、漂浮治疗、感觉统合治疗；②有氧训练、文体训练、引导式教育训练、作业疗法、听力整合及语言训练、经络氧疗法等。

2. 住院期治疗方案的执行

（1）药物治疗：①常规治疗：按照入院治疗方案，1周末调整药物剂量到平均有效治疗剂量，2周末调整剂量到最大有效治疗剂量。②换用治疗：执行换药治疗方案。

（2）心理治疗：①个体、家庭心理治疗：每周1～2次；②团体心理治疗：每周3～5次；③放松训练：工作日每天1次。

（3）物理治疗：按物理治疗疗程执行。

（4）康复治疗：工作日每天1次。

3. 出院前一天、出院当天治疗方案的确定

（1）出院前一天治疗方案：①药物治疗：维持药物治疗剂量；②心理治疗：出院家庭心理治疗，安排出院医嘱，提高出院治疗依从性；③物理治疗：可继续住院期物理治疗。

（2）出院当天治疗方案：①药物治疗：执行出院时治疗剂量；②心理治疗：预约心理治疗，每周1次；③物理治疗：预约物理治疗。

（3）入门诊急性期诊疗流程，执行出院门诊急性期治疗方案。

（四）出院标准

（根据既往焦虑障碍临床路径实施情况分析及目前焦虑障碍循证医学证据得出）

1. 安全风险评估　未引出明确的自杀、攻击、外走风险。

2. 疗效标准　患者病情稳定，明显好转（与基线相比症状评估减分率≥50%）。

3. 药物副作用　未见明显、患者不能耐受、影响患者躯体健康及目前治疗方案继续实施的药物副作用。

4. 自知力　患者自知力完整或是恢复中，能院外继续坚持服药治疗。

5. 社会功能　患者社会功能完整，或是轻度受损。

（五）标准住院日

（根据既往焦虑障碍临床路径实施情况分析及目前广泛性焦虑障碍循证医学证据得出）

标准住院日≤18 天。

（六）参考费用标准

（根据既往焦虑障碍临床路径实施情况分析及目前广泛性焦虑障碍循证医学证据得出）

9000～15 000 元。

（七）变异监测、记录与分析

在临床路径实施过程中如果出现不符合路径的情况，但其发生有一定合理性，可以缩短住院天数，使患者在路径规定的时间内提前完成路径，或是可以减少住院费用，属于临床路径正变异，实施中需要另作记录，作为改进参考。以下是需要进一步分析、改进的负变异。

1. 患者和家属因素

（1）患者住院期间发现其他躯体疾病需增加检查或治疗费用，但不需要改变原治疗方案。

（2）患者或家属无理由拒绝执行路径中规定的相关检查、检验或治疗项目，但不需要改变原治疗方案。

（3）患者或家属要求推迟出院，导致住院时间延长或增加住院费用。

（4）患者因敏感体质致使加药缓慢或换药导致住院时间延长或增加住院费用。

（5）患者因疗效差换药导致住院时间延长或增加住院费用。

（6）患者患者因敏感体质换药导致住院时间延长或增加住院费用。

（7）患者检查中出现有临床意义的异常检查结果，需要复查或明确异常原因，但不需要改变原治疗方案，导致住院时间延长或增加住院费用。

（8）其他。

2. 医务人员因素

（1）因医护原因出现治疗延迟。

（2）因医护原因执行医嘱延迟。

（3）因医护原因会诊延迟。

（4）其他。

3. 系统因素

（1）因系统因素导致检查（验）延迟。

（2）因系统因素导致检查（验）报告延迟。

（3）周末及节假日不能检查。

（4）周末及节假日特殊治疗。

（5）设备故障。

（6）其他。

（八）出径

1. 患者出现了严重的并发症，需要改变原治疗方案。

2. 患者要求出院、转院或改变治疗方式。

3. 患者症状或病情发生变化需要更改诊断。

4. 因诊断有误而需要更改诊断。

5. 患者住院日延长超过 7 天。

6. 其他因素。

五、强迫障碍临床路径

（一）入径标准

1. 适合对象

（1）第一诊断为 ICD-10：F42 强迫性障碍。

（2）排除标准：①伴兴奋躁动、冲动攻击及外走行为，或有潜在攻击冲动、外走风险且不能配合治疗的患者；②有自伤自杀行为（近 1 个月内），或强烈的自杀观念（自杀观念单项评分≥2）且不能配合治疗的患者；③伴有需要治疗的躯体疾病。

2. 诊断依据　符合 ICD-10 有关强迫性障碍（F42）的诊断标准。

（二）评估方案

1. 入径第 1 天

（1）安全风险评估

1）责任人：住院医师、责任护士。

2）内容

自杀风险评估（自杀风险及危险因素评估）

攻击风险评估（攻击风险及危险因素评估）

外走风险评估（外走风险及危险因素评估）

注：如患者存在严重的自杀、攻击风险，需加评哥伦比亚自杀严重程度评定量表（C-SSRS）及 Barratt 冲动量表。

（2）躯体健康评估

1）必查项目

实验室检查：血细胞分析、尿液检查、粪便常规；血生化（肝功能、肾功能、血脂、电解质、血糖、凝血系列、心肌酶、肌钙蛋白）；内分泌检查（甲状腺功能系列、性激素系列）；感染性疾病筛查（甲、乙、丙、戊肝，梅毒，艾滋病病毒）。

电生理检查：心电图；脑电图/脑电地形图；诱发电位。

影像检查：腹部 B 超；胸部正侧位片；头颅 CT。

2）可选项目：根据患者具体疾病情况或相关科室会诊建议选择相应的检查。

（3）心理测量评估

1）必查项目

症状评估：临床疗效总评量表-病情严重程度（CGI-SI）；临床疗效总评量表-疗效总评（CGI-GI）；Yale-Brown 强迫量表（Y-BOCS）；汉密顿焦虑量表（HAMA）；汉密顿抑郁量表（HAMD）；宗氏焦虑自评量表（SAS）；宗氏抑郁自评量表（SDS）；贝克焦虑量表（BAI）；状态-特质焦虑问卷（STAI）；精神护理观察量表。

药物副作用评估：UKU 副作用量表（UKU）。

社会功能评估：功能大体评定量表（GAF）；社会功能缺陷筛选量表（SDSS）；日常生活能力评定量表（ADL）。

依从性评估：药物依从性评定量表（MARS）。

社会心理因素评估：生活事件量表（LES）；社会支持评定量表（SSRS）。

人格评估：艾森克人格问卷（EPQ）。

认知评估：RBANS 测查表；Stroop 测查表；威斯康星卡片分类测验表（WCST）。

2）可选项目

药物副作用评估：治疗时出现的症状量表（TESS）；亚利桑那性体验量表（ASEX）。

社会功能评估：功能缺陷评定量表（WHO DAS-II）；个人和社会功能量表（PSP）；生活质量量表（SF-12）。

社会心理因素评估：自尊量表（SES）；家庭环境量表（FES）；婚姻关系类型问卷；儿童期创伤问卷（CTQ）；防御方式问卷（DSQ）。

人格评估：明尼苏达多相个性调查表（MMPI-2）；卡特尔 16 种人格因素问卷（16-PF）。

认知评估：韦氏成人智力量表（WAIS）；韦氏记忆量表；精神状态检查量表（MMSE)、蒙特利尔认知评估量表（MoCA）。

2. 入径第 2 天

（1）安全风险评估

1）责任人：住院医师、责任护士。

2）内容

自杀风险评估（自杀风险及危险因素评估）

攻击风险评估（攻击风险及危险因素评估）

外走风险评估（外走风险及危险因素评估）

注：如患者存在严重的自杀、攻击风险，需加评哥伦比亚自杀严重程度评定量表（C-SSRS）及 Barratt 冲动量表。

（2）动态临床评估：包括查房对病情评估及根据躯体检查结果对躯体健康的评估，必要时请相关科室会诊。

3. 入径第 3 天

（1）安全风险评估

1）责任人：住院医师、责任护士。

2）内容

自杀风险评估（自杀风险及危险因素评估）

攻击风险评估（攻击风险及危险因素评估）

外走风险评估（外走风险及危险因素评估）

注：如患者存在严重的自杀、攻击风险，需加评哥伦比亚自杀严重程度评定量表（C-SSRS）及 Barratt 冲动量表。

（2）动态临床评估：包括查房对病情评估及根据躯体检查结果对躯体健康的评估，必要时请相关科室会诊。

4. 入径第 1～n 周末

（1）安全风险评估

1）责任人：住院医师、责任护士。

2）内容

自杀风险评估（自杀风险及危险因素评估）

攻击风险评估（攻击风险及危险因素评估）

外走风险评估（外走风险及危险因素评估）

注：如患者存在严重的自杀、攻击风险，需加评哥伦比亚自杀严重程度评定量表（C-SSRS）及 Barratt 冲动量表。

（2）躯体健康评估

1）必复查项目

实验室检查：血细胞分析、尿液检查；血生化（肝功能、肾功能、血脂、电解质、血糖）；内分泌检查（泌乳素）。

电生理检查：心电图。

2）可选项目：根据患者具体疾病情况或相关科室会诊建议选择相应的检查。

（3）心理测量评估

1）必选项目

症状评估：临床疗效总评量表-病情严重程度（CGI-SI）；临床疗效总评量表-疗效总评（CGI-GI）；Yale-Brown 强迫量表（Y-BOCS）；汉密顿焦虑量表（HAMA）；汉密顿抑郁量表（HAMD）；宗氏焦虑自评量表（SAS）；宗氏抑郁自评量表（SDS）；贝克焦虑量表（BAI）；状态-特质焦虑问卷（STAI）；精神护理观察量表。

药物副作用评估：UKU 副作用量表（UKU）。

2）可选项目

药物副作用评估：治疗时出现的症状量表（TESS）；亚利桑那性体验量表（ASEX）。

社会功能评估：功能缺陷评定量表（WHO DAS-Ⅱ）；个人和社会功能量表（PSP）；生活质量量表（SF-12）。

5. 出院前 1～2 天（距上次评估 4 天以上需再次评估）

（1）安全风险评估

1）责任人：住院医师、责任护士。

2）内容

自杀风险评估（自杀风险及危险因素评估）

攻击风险评估（攻击风险及危险因素评估）

外走风险评估（外走风险及危险因素评估）

注：如患者存在严重的自杀、攻击风险，需加评哥伦比亚自杀严重程度评定量表（C-SSRS）及Barratt冲动量表。

（2）躯体健康评估：根据患者具体躯体疾病情况做相应评估。

（3）心理测量评估

1）必选项目

症状评估：临床疗效总评量表-病情严重程度（CGI-SI）；临床疗效总评量表-疗效总评（CGI-GI）；Yale-Brown强迫量表（Y-BOCS）；汉密顿焦虑量表（HAMA）；汉密顿抑郁量表（HAMD）；宗氏焦虑自评量表（SAS）；宗氏抑郁自评量表（SDS）；贝克焦虑量表（BAI）；状态-特质焦虑问卷（STAI）；精神护理观察量表。

药物副作用评估：UKU副作用量表（UKU）。

社会功能评估：功能大体评定量表（GAF）；社会功能缺陷筛选量表（SDSS）；日常生活能力评定量表（ADL）。

依从性评估：药物依从性评定量表（MARS）。

2）可选项目

药物副作用评估：治疗时出现的症状量表（TESS）；亚利桑那性体验量表（ASEX）。

社会功能评估：功能缺陷评定量表（WHO DAS-Ⅱ）；个人和社会功能量表（PSP）；生活质量量表（SF-12）。

（三）治疗方案

①根据国内外强迫性障碍相关防治指南[《2014年中华医学会精神医学分会强迫障碍诊疗概要》、《2015新加坡卫生部临床实践指南》、《2014英国精神药理学协会指南》、《2014加拿大临床实践指南》]；②结合国内外焦虑障碍诊疗规范、循证医学证据以及临床实践等；③制订综合、个体化的治疗方案。

1. 治疗方案的制定

（1）药物治疗：包括抗强迫药物、改善脑功能药物及其他辅助药物等以下几个方面。

1）抗强迫药物的选择

A. 抗强迫推荐药物

A 级推荐药物：SSRIs：舍曲林、氟西汀、氟伏沙明、帕罗西汀、艾司西酞普兰、西酞普兰。

B 级推荐药物：①TCAs：氯米帕明；②SNRIs：文拉法辛；③NaSSAs：米氮平；④非典型抗精神病药：利培酮、喹硫平、奥氮平、阿立哌唑；⑤其他：如丁螺环酮、普萘洛尔、利鲁唑、托吡酯、拉莫三嗪。

B. 抗强迫药物治疗方案的制订

遵循个体化的原则，根据患者起病形式、临床症状的特征、目前用药情况（品种、疗效、不良反应等）、家族史、人格特征、年龄、躯体状况，以及患者的耐受性及经济承受能力，结合药物的受体药理学、药代动力学和药效学特征及药物的安全性、耐受性、经济性和简易性制定抗焦虑药物治疗方案。

基于症状的药物治疗方案：

● 首选药物为 SSRI 类。

● 如伴有严重焦虑、激越：可首选具有镇静作用的药物，SSRIs 中帕罗西汀、氟伏沙明、SNRIs 中文拉法辛、NaSSA 中米氮平。

● 伴有明显躯体不适、疼痛等躯体化症状：可选用具有改善躯体化症状的药物，如 SNRIs 中文拉法辛。

● 伴有严重睡眠障碍：可选用具有调节睡眠作用的抗抑郁剂，如米氮平；可短期应用苯二氮䓬类药物。

基于目前用药疗效的药物治疗方案：

● 有效：用药 2～4 周达临床缓解（与基线相比症状评估减分率≥30%），继续原药治疗。

● 无效：用药 2～4 周未达临床缓解（与基线相比症状评估减分率<30%）。

如未达最大治疗剂量：加量到最大有效治疗剂量。

如已达最大治疗剂量：如一种 SSRI 疗效不佳，可换用另一种 SSRI 或 SNRI；如效果仍不好，可根据情况选择其他二线用药（如 TCAs、米氮平）；如仍无效，可考虑联用 SSRIs 与非典型抗精神病药；同时按照基于症状的药物治疗方案选择换药种类；或联合药物治疗与心理治疗。

基于有无家族史的药物治疗方案：

● 抑郁障碍家族史：可首选先证者肯定治疗效果显著的 SSRI 类或 SNRI 类

药物。

- 双相障碍家族史：可联合情感稳定剂治疗。
- 精神分裂症家族史：可联合抗精神病药治疗。
- 自杀家族史：可联合有预防自杀的情感稳定剂锂盐治疗。

基于人格特征的药物治疗方案：存在特殊偏执人格、情感不稳定性人格特征，可联合情感稳定剂或小剂量抗精神病药治疗。

基于特殊人群的药物治疗方案：

内容同"恐怖性焦虑障碍临床路径"中相应部分。

C. 药物剂量调整方案

- 常规药物剂量调整：选择药物推荐的平均起始剂量为首次给药剂量，1周之内增至推荐的平均有效治疗剂量；可视患者的耐受情况及疗效增至最大治疗剂量。
- 特殊人群及敏感体质药物剂量调整原则：选择药物推荐的最低起始剂量作为首次给药剂量，根据患者年龄及躯体耐受情况，决定加药时间及剂量。

2）改善脑功能药物的选择

A. 使用原则：根据患者认知功能损害、体征、实验室及影像学检查结果等选择相应的改善脑功能药物治疗；根据患者配合情况选择静脉滴注或口服治疗。

B. 常用药物：

- 改善脑循环为主的药物
- 保护、营养及修复脑神经药物
- 改善自主神经功能、免疫调节药物

3）其他辅助药物：①中药：根据患者伴发症状可酌情配合使用镇静安神类中药；②其他药物：伴有肝损伤患者可合并使用保肝药物治疗等。

（2）心理治疗

1）心理治疗的目的

- 处理患者出现的社会心理应激、心理冲突、人际关系困难、家庭婚姻问题、人格问题。
- 矫正患者不良的认知或行为模式，改善患者对服药及相关治疗的依从性。
- 最大限度提高患者的社会心理功能，促进患者的临床痊愈，降低疾病的复发率。

2）心理治疗的原则

- 心理治疗的目标应首先注重当前问题，以消除当前症状为主。

- 制订治疗计划时，不以改变和重塑人格为首选目标。
- 在心理评估及心理诊断的基础上，制定个体化的心理治疗计划。

3）心理治疗方法

- 认知行为治疗（CBT）：适用于伴各类心理问题的患者，用于修正患者对自己和环境的不合理观念、扭曲的态度，主要技术有暴露和反应预防。建议每周一次，每次90～120分钟，共13～20次。如果治疗有效，维持治疗3～6个月。

- 精神动力学治疗：通过向患者阐明症状之所以会持续存在的原因（如最佳适应、继发获益）来帮助患者克服阻抗，处理强迫症状带来的人际关系。也可以建议自助疗法。

- 家庭疗法：可缓和家庭内部存在的可加剧患者症状的心理压力的因素，或改善症状相关的家庭问题。对于儿童青少年患者，推荐以家庭为基础的CBT，以及注重人际系统改变的系统式心理干预，方法包括：心理教育、症状行为外化、症状监测、协助父母及同胞支持和犒赏患者完成暴露及反应预防家庭作业，并且让家庭成员避免无意中强化患者的仪式行为。对于成年患者，人际系统（夫妻及家庭）为对象的系统式心理干预显示更好疗效。

- 团体/小组心理治疗：适用于存在人际关系问题、社交问题等心理问题并具有一定期望、心理成熟度和共同目标的患者，主要处理患者的人际问题、提高他们的人际沟通能力，缓解焦虑状态。每次40～80分钟，一般每周3～5次。

- 心理危机干预：对突发的社会心理应激导致患者情绪突发变化，可能带来潜在的安全风险，要进行紧急心理危机干预。

（3）物理治疗：如上述药物治疗、心理治疗及联合治疗方案均疗效不明显，可酌情选用下列方法。①首选多参数监护无抽搐电休克治疗；②重复经颅磁刺激治疗、脑电生物反馈治疗、脑反射治疗、脑电治疗、智能电针治疗、迷走神经刺激疗法等。

（4）康复治疗：①工娱治疗、特殊工娱治疗、松弛治疗、音乐治疗、漂浮治疗、感觉统合治疗；②有氧训练、文体训练、引导式教育训练、作业疗法、听力整合及语言训练、经络氧疗法等。

2. 住院期治疗方案的执行

（1）药物治疗：①常规治疗：按照入院治疗方案，1周末调整药物剂量到平均有效治疗剂量，2周末调整剂量到最大有效治疗剂量。②换用治疗：执行换药治疗方案。

（2）心理治疗：①个体、家庭心理治疗：每周1～2次；②团体心理治疗：每周 3～5 次；③放松训练：工作日每天 1 次。

（3）物理治疗：按物理治疗疗程执行。

（4）康复治疗：工作日每天 1 次。

3. 出院前一天、出院当天治疗方案的确定

（1）出院前一天治疗方案：①药物治疗：维持药物治疗剂量；②心理治疗：出院家庭心理治疗，安排出院医嘱，提高出院治疗依从性；③物理治疗：可继续住院期物理治疗。

（2）出院当天治疗方案：①药物治疗：执行出院时治疗剂量；②心理治疗：预约心理治疗，每周 1 次；③物理治疗：预约物理治疗。

（3）入门诊急性期诊疗流程，执行出院门诊急性期治疗方案。

（四）出院标准

（根据既往焦虑障碍临床路径实施情况分析及目前强迫性障碍循证医学证据得出）

1. 安全风险评估　未引出明确的自杀、攻击、外走风险。

2. 疗效标准　患者病情稳定,明显好转(与基线相比症状评估减分率≥50%)。

3. 药物副作用　未见明显、患者不能耐受、影响患者躯体健康及目前治疗方案继续实施的药物副作用。

4. 自知力　患者自知力完整或是恢复中，能院外继续坚持服药治疗。

5. 社会功能　患者社会功能完整，或是轻度受损。

（五）标准住院日

（根据既往强迫障碍临床路径实施情况分析及目前强迫障碍循证医学证据得出）

标准住院日≤42 天。

（六）参考费用标准

（根据既往强迫障碍临床路径实施情况分析及目前强迫障碍循证医学证据得出）

15 000～22 000 元。

（七）变异监测、记录与分析

在临床路径实施过程中如果出现不符合路径的情况,但其发生有一定合理性,

可以缩短住院天数，使患者在路径规定的时间内提前完成路径，或是可以减少住院费用，属于临床路径正变异，实施中需要另作记录，作为改进参考。以下是需要进一步分析、改进的负变异。

1. 患者和家属因素

（1）患者住院期间发现其他躯体疾病需增加检查或治疗费用，但不需要改变原治疗方案。

（2）患者或家属无理由拒绝执行路径中规定的相关检查、检验或治疗项目，但不需要改变原治疗方案。

（3）患者或家属要求推迟出院，导致住院时间延长或增加住院费用。

（4）患者因敏感体质致使加药缓慢或换药导致住院时间延长或增加住院费用。

（5）患者因疗效差换药导致住院时间延长或增加住院费用。

（6）患者患者因敏感体质换药导致住院时间延长或增加住院费用。

（7）患者检查中出现有临床意义的异常检查结果，需要复查或明确异常原因，但不需要改变原治疗方案，导致住院时间延长或增加住院费用。

（8）其他。

2. 医务人员因素

（1）因医护原因出现治疗延迟。

（2）因医护原因执行医嘱延迟。

（3）因医护原因会诊延迟。

（4）其他。

3. 系统因素

（1）因系统因素导致检查（验）延迟。

（2）因系统因素导致检查（验）报告延迟。

（3）周末及节假日不能检查。

（4）周末及节假日特殊治疗。

（5）设备故障。

（6）其他。

（八）出径

1. 患者出现了严重的并发症，需要改变原治疗方案。

2. 患者要求出院、转院或改变治疗方式。

3. 患者症状或病情发生变化需要更改诊断。

4. 因诊断有误而需要更改诊断。

5. 患者住院日延长超过 7 天。

6. 其他因素。

六、伴躯体疾病焦虑障碍临床路径

（一）入径标准

1. 适合对象

（1）第一诊断为 ICD-10：F40 恐怖性焦虑障碍；F41 其他焦虑障碍；F42 强迫性障碍。

（2）伴有需要继续治疗的躯体疾病。

（3）排除以下情况：①伴兴奋躁动、冲动攻击及外走行为，或有潜在攻击冲动、外走风险且不能配合治疗的患者；②有自伤自杀行为（近 1 个月内），或强烈的自杀观念（自杀观念单项评分≥2）且不能配合治疗的患者。

2. 诊断依据 符合 ICD-10 中 F40 恐怖性焦虑障碍；F41 其他焦虑障碍、F42 强迫性障碍的诊断标准。

（二）评估方案

1. 入径第 1 天

（1）安全风险评估

1）责任人：住院医师、责任护士。

2）内容

自杀风险评估（自杀风险及危险因素评估）

攻击风险评估（攻击风险及危险因素评估）

外走风险评估（外走风险及危险因素评估）

注：如患者存在严重的自杀、攻击风险，需加评哥伦比亚自杀严重程度评定量表（C-SSRS）及 Barratt 冲动量表。

（2）躯体健康评估

1）必查项目

实验室检查：血细胞分析、尿液检查、粪便常规；血生化（肝功能、肾功能、血脂、电解质、血糖、凝血系列、心肌酶、肌钙蛋白）；内分泌检查（甲状腺功能系列、性激素系列）；感染性疾病筛查（甲、乙、丙、戊肝，梅毒，艾滋病病毒）。

电生理检查：心电图；脑电图/脑电地形图；诱发电位。

影像检查：腹部 B 超；胸部正侧位片；头颅 CT。

2）可选项目：根据患者具体疾病情况或相关科室会诊建议选择相应的检查。

（3）心理测量评估

1）必查项目

症状评估：临床疗效总评量表-病情严重程度（CGI-SI）；临床疗效总评量表-疗效总评（CGI-GI）；汉密顿焦虑量表（HAMA）；汉密顿抑郁量表（HAMD）；宗氏焦虑自评量表（SAS）；宗氏抑郁自评量表（SDS）；贝克焦虑量表（BAI）；状态-特质焦虑问卷(STAI)；精神护理观察量表；Yale-Brown 强迫量表(Y-BOCS)。

药物副作用评估：UKU 副作用量表（UKU）。

社会功能评估：功能大体评定量表（GAF）；社会功能缺陷筛选量表（SDSS）；日常生活能力评定量表（ADL）。

依从性评估：药物依从性评定量表（MARS）。

社会心理因素评估：生活事件量表（LES）；社会支持评定量表（SSRS）。

人格评估：艾森克人格问卷（EPQ）。

认知评估：RBANS 测查表；Stroop 测查表；威斯康星卡片分类测验表（WCST）。

2）可选项目

症状评估：广泛性焦虑自评量表（GAD-7）；惊恐相关症状量表（PASS）；惊恐障碍严重度量表（PDSS）；Mark Sheehan 恐惧量表（MSPS）；Liebowitz社交焦虑量表（LSAS）；社交回避及苦恼量表（SAD）；Yale-Brown 强迫量表（Y-BOCS）。

药物副作用评估：治疗时出现的症状量表（TESS）；亚利桑那性体验量表（ASEX）。

社会功能评估：功能缺陷评定量表（WHO DAS-Ⅱ）；个人和社会功能量表（PSP）；生活质量量表（SF-12）。

社会心理因素评估：自尊量表（SES）；家庭环境量表（FES）；婚姻关系类型问卷；儿童期创伤问卷（CTQ）；防御方式问卷（DSQ）。

人格评估：明尼苏达多相个性调查表（MMPI-2）；卡特尔 16 种人格因素问卷（16-PF）。

认知评估：韦氏成人智力量表（WAIS）；韦氏记忆量表；精神状态检查量表

（MMSE）、蒙特利尔认知评估量表（MoCA）。

2. 入径第 2 天

（1）安全风险评估

1）责任人：住院医师、责任护士。

2）内容

自杀风险评估（自杀风险及危险因素评估）

攻击风险评估（攻击风险及危险因素评估）

外走风险评估（外走风险及危险因素评估）

注：如患者存在严重的自杀、攻击风险，需加评哥伦比亚自杀严重程度评定量表（C-SSRS）及 Barratt 冲动量表。

（2）动态临床评估：包括查房对病情评估及根据躯体检查结果对躯体健康的评估，必要时请相关科室会诊。

3. 入径第 3 天

（1）安全风险评估

1）责任人：住院医师、责任护士。

2）内容

自杀风险评估（自杀风险及危险因素评估）

攻击风险评估（攻击风险及危险因素评估）

外走风险评估（外走风险及危险因素评估）

注：如患者存在严重的自杀、攻击风险，需加评哥伦比亚自杀严重程度评定量表（C-SSRS）及 Barratt 冲动量表。

（2）动态临床评估：包括查房对病情评估及根据躯体检查结果对躯体健康的评估，必要时请相关科室会诊。

4. 入径第 1～n 周末

（1）安全风险评估

1）责任人：住院医师、责任护士。

2）内容

自杀风险评估（自杀风险及危险因素评估）

攻击风险评估（攻击风险及危险因素评估）

外走风险评估（外走风险及危险因素评估）

注：如患者存在严重的自杀、攻击风险，需加评哥伦比亚自杀严重程度评定量表（C-SSRS）及 Barratt 冲动量表。

（2）躯体健康评估

1）必复查项目

实验室检查：血细胞分析、尿液检查；血生化（肝功能、肾功能、血脂、电解质、血糖）；内分泌检查（泌乳素）。

电生理检查：心电图。

2）可选项目：根据患者具体疾病情况或相关科室会诊建议选择相应的检查。

（3）心理测量评估

1）必选项目

症状评估：临床疗效总评量表-病情严重程度（CGI-SI）；临床疗效总评量表-疗效总评（CGI-GI）；汉密顿焦虑量表（HAMA）；汉密顿抑郁量表（HAMD）；宗氏焦虑自评量表（SAS）；宗氏抑郁自评量表（SDS）；贝克焦虑量表（BAI）；状态-特质焦虑问卷（STAI）；精神护理观察量表。

药物副作用评估：UKU 副作用量表（UKU）。

2）可选项目

症状评估：广泛性焦虑自评量表（GAD-7）；惊恐相关症状量表（PASS）；惊恐障碍严重度量表（PDSS）；Mark Sheehan 恐惧量表（MSPS）；Liebowitz 社交焦虑量表（LSAS）；社交回避及苦恼量表（SAD）；Yale-Brown 强迫量表（Y-BOCS）。

药物副作用评估：治疗时出现的症状量表（TESS）；亚利桑那性体验量表（ASEX）。

社会功能评估：功能缺陷评定量表（WHO DAS-Ⅱ）；个人和社会功能量表（PSP）；生活质量量表（SF-12）。

5. 出院前 1～2 天（距上次评估 4 天以上需再次评估）

（1）安全风险评估

1）责任人：住院医师、责任护士。

2）内容

自杀风险评估（自杀风险及危险因素评估）

攻击风险评估（攻击风险及危险因素评估）

外走风险评估（外走风险及危险因素评估）

注：如患者存在严重的自杀、攻击风险，需加评哥伦比亚自杀严重程度评定量表（C-SSRS）及 Barratt 冲动量表。

（2）躯体健康评估：根据患者具体躯体疾病情况做相应评估。

（3）心理测量评估

1）必选项目

症状评估：临床疗效总评量表-病情严重程度（CGI-SI）；临床疗效总评量表-疗效总评（CGI-GI）；汉密顿焦虑量表（HAMA）；汉密顿抑郁量表（HAMD）；宗氏焦虑自评量表（SAS）；宗氏抑郁自评量表（SDS）；贝克焦虑量表（BAI）；状态-特质焦虑问卷（STAI）；精神护理观察量表。

药物副作用评估：UKU副作用量表（UKU）。

社会功能评估：功能大体评定量表（GAF）；社会功能缺陷筛选量表（SDSS）；日常生活能力评定量表（ADL）。

依从性评估：药物依从性评定量表（MARS）。

2）可选项目

症状评估：广泛性焦虑自评量表（GAD-7）；惊恐相关症状量表（PASS）；惊恐障碍严重度量表（PDSS）；Mark Sheehan恐惧量表（MSPS）；Liebowitz社交焦虑量表（LSAS）；社交回避及苦恼量表（SAD）；Yale-Brown强迫量表（Y-BOCS）。

药物副作用评估：治疗时出现的症状量表（TESS）；亚利桑那性体验量表（ASEX）。

社会功能评估：功能缺陷评定量表（WHO DAS-Ⅱ）；个人和社会功能量表（PSP）；生活质量量表（SF-12）。

（三）治疗方案

①根据国内外焦虑障碍防治指南[《中国焦虑障碍防治指南》（第一版）、《2015新加坡卫生部临床实践指南》《2014英国精神药理学协会指南》《2014加拿大临床实践指南》]；②结合国内外焦虑障碍诊疗规范、循证医学证据以及临床实践等，以及躯体疾病相关学科会诊意见；③制订综合、个体化的治疗方案。

1. 治疗方案的制定

（1）药物治疗：包括抗焦虑药物、改善脑功能药物及其他辅助药物、躯体疾病用药等以下几个方面。

1）抗焦虑药物的选择：参照恐怖性焦虑障碍、惊恐障碍、广泛性焦虑障碍、未特定焦虑障碍临床路径相关部分。

2）改善脑功能药物的选择：参照恐怖性焦虑障碍、惊恐障碍、广泛性焦虑障碍、未特定焦虑障碍临床路径相关部分。

3）其他辅助药物：参照恐怖性焦虑障碍、惊恐障碍、广泛性焦虑障碍、未特定焦虑障碍临床路径相关部分。

4）躯体疾病治疗：遵相关学科会诊意见检查治疗。

5）常见躯体疾病药物选择注意事项：①伴有高血压、心脏病的患者：禁用TCAs 类药物，慎用 SNRIs 类，同时需考虑药物对心电图、心率、血压、血脂指标的影响，定期监测相关指标。②正在使用抗凝药物类药物的心脑血管疾病患者：慎用与抗凝药物（包括抗血小板）相互作用的抗焦虑抑郁药物。③伴有痴呆、其他严重认知损伤、前列腺增生、窄角型青光眼的患者：慎用具有抗胆碱副作用的抗焦虑抑郁药物。④伴有帕金森病患者：可选择具有多巴胺受体激动作用的抗焦虑抑郁药物。⑤存在脑部疾病或脑外伤、伴有癫痫及抽搐病史的患者：慎用可以降低癫痫阈值的抗抑郁药物，如安非他酮，氯丙咪嗪，马普替林；服药抗抑郁药物时应注意药物剂量及滴定速度。⑥伴有糖尿病、肥胖、代谢综合征患者：慎用增加体重的抗抑郁药物，如阿米替林、米氮平、帕罗西汀；如合用非典型抗精神病药物，也应考虑对血糖、血脂、体重的影响，定期监测相关指标。⑦伴有呼吸系统疾病、睡眠呼吸暂停综合征的患者：尽可能选用镇静作用小的抗抑郁药物，谨慎选择镇静催眠药物，避免将苯二氮䓬类药物作为一线药物，并应睡眠监测。⑧正在接受抗逆转录病毒药物治疗的患者：要特别注意圣约翰草的相互作用，可以降低抗病毒治疗效果。⑨正在使用干扰素治疗的病毒性肝炎患者：尽量选用对细胞色素 P450-2D6 同工酶影响小的抗抑郁药物治疗。⑩伴因神经系统损伤引起的慢性疼痛患者：SNRI 治疗可优于其他抗抑郁药物，选择对焦虑及疼痛症状均有效的药物，推荐 SNRIs 类的度洛西汀；也可酌情选用 TCAs、SSRIs。

（2）心理治疗：参照恐怖性焦虑障碍、惊恐障碍、广泛性焦虑障碍、未特定焦虑障碍临床路径相关部分。

（3）物理治疗：充分考虑患者躯体疾病因素，必要时采用物理治疗方案：包括重复经颅磁刺激治疗、多参数监护无抽搐电休克治疗、脑电生物反馈治疗、脑反射治疗、脑电治疗、智能电针治疗、迷走神经刺激疗法等。

（4）康复治疗：①工娱治疗、特殊工娱治疗、松弛治疗、音乐治疗、漂浮治疗、感觉统合治疗；②有氧训练、文体训练、引导式教育训练、作业疗法、听力整合及语言训练、经络氧疗法等。

2. 住院期治疗方案的执行　参照恐怖性焦虑障碍、惊恐障碍、广泛性焦虑障碍、未特定焦虑障碍临床路径相关部分。

（四）出院标准

（根据既往焦虑障碍临床路径实施情况分析及目前恐怖性焦虑障碍循证医学证据得出）

1. 安全风险评估　未引出明确的自杀、攻击、外走风险。

2. 疗效标准　患者病情稳定，明显好转（与基线相比症状评估减分率 ≥50%）。

3. 药物副作用　未见明显、患者不能耐受、影响患者躯体健康及目前治疗方案继续实施的药物副作用。

4. 自知力　患者自知力完整或是恢复中，能院外继续坚持服药治疗。

5. 社会功能　患者社会功能完整，或是轻度受损。

（五）标准住院日

（根据既往焦虑障碍临床路径实施情况分析及目前焦虑相关障碍循证医学证据得出）

标准住院日≤28 天。

（六）参考费用标准

（根据既往焦虑障碍临床路径实施情况分析及目前焦虑相关障碍循证医学证据得出）

15 000～25 000 元。

（七）变异监测、记录与分析

在临床路径实施过程中如果出现不符合路径的情况，但其发生有一定合理性，可以缩短住院天数，使患者在路径规定的时间内提前完成路径，或是可以减少住院费用，属于临床路径正变异，实施中需要另作记录，作为改进参考。以下是需要进一步分析、改进的负变异。

1. 患者和家属因素

（1）患者住院期间发现其他躯体疾病需增加检查或治疗费用，但不需要改变原治疗方案。

（2）患者或家属无理由拒绝执行路径中规定的相关检查、检验或治疗项目，但不需要改变原治疗方案。

（3）患者或家属要求推迟出院，导致住院时间延长或增加住院费用。

（4）患者因敏感体质致使加药缓慢或换药导致住院时间延长或增加住院费用。

（5）患者因疗效差换药导致住院时间延长或增加住院费用。

（6）患者患者因敏感体质换药导致住院时间延长或增加住院费用。

（7）患者检查中出现有临床意义的异常检查结果，需要复查或明确异常原因，但不需要改变原治疗方案，导致住院时间延长或增加住院费用。

（8）其他。

2. 医务人员因素

（1）因医护原因出现治疗延迟。

（2）因医护原因执行医嘱延迟。

（3）因医护原因会诊延迟。

（4）其他。

3. 系统因素

（1）因系统因素导致检查（验）延迟。

（2）因系统因素导致检查（验）报告延迟。

（3）周末及节假日不能检查。

（4）周末及节假日特殊治疗。

（5）设备故障。

（6）其他。

（八）出径

1. 患者出现了严重的并发症，需要改变原治疗方案。

2. 患者要求出院、转院或改变治疗方式。

3. 患者症状或病情发生变化需要更改诊断。

4. 因诊断有误而需要更改诊断。

5. 患者住院日延长超过 7 天。

6. 其他因素。

第三节 焦虑障碍临床路径表单

临床路径表单是临床路径的核心内容之一。临床路径表单是以时间为横轴、以入院指导、诊断、检查、用药、治疗、护理、饮食指导、教育、出院计划等项目为纵轴的表格，分别将临床路径确定的医疗及护理任务依时间顺序、以表格清单的形式罗列出来。通过运用图表的形式，临床路径表单有助于直观反映医务人员每日诊疗工作的内容，有利于指导和规范医疗行为、确保医疗护理工作质量、提高医疗护理工作效率、控制住院时间、降低医疗成本。

临床路径表单分为医师版临床路径表单、护理版临床路径表单及患者版临床路径表单三部分。其中，医师版表单与患者版表单分别罗列了临床路径确定的每日医疗及护理工作任务，具体内容包括：①路径的主题及适用对象；②患者的一般情况，包括姓名、性别、年龄、住院号、住院日期、出院日期；③标准住院日；④规范化主要诊疗、护理工作，诊疗项目分为医嘱类和非医嘱类两种。患者版临床路径表单是用于向患者告知其需要接受的诊疗服务过程的表单。该表单以通俗易懂的语言介绍了具体的诊疗过程，包括诊疗方案、何时行哪些检查及治疗，可能出现的药物副作用、可能出现的风险及患者大致的住院时间以及预期的治疗效果和费用等信息，还告知患者及家属应该配合的工作。该表单有助于患者及家属了解诊疗过程，充分调动患者的主观能动性，使其主动参与到诊疗计划中来；通过科学的宣教及服务质量的承诺，使医患达成共识，是成功执行路径的关键所在。

一、恐怖性焦虑障碍临床路径表单

（一）医师版临床路径表单

表单横轴为时间信息，从住院第 1 天起始，直至出院当日；纵轴为诊疗工作内容，包括主要诊疗工作、重点医嘱、主要护理工作、心理治疗、康复诊疗、病情变异记录、护士及医师签名。

恐怖性焦虑障碍医师版临床路径表单

适用对象：第一诊断为：ICD-10 F40 恐怖性焦虑障碍

患者姓名：_____ 性别：_____ 年龄：_____ 门诊号：_____ 住院号：_____

住院日期：年___月___日　　出院日期：年___月___日　　标准住院日：≤18 天

时间	住院第 1 天	住院第 2 天	住院第 3 天
主要诊疗工作	□ 签署知情同意书及各项协议书 □ 病史采集，体格、神经系统检查，精神状况检查 □ 临床症状评估，社会功能评估，社会心理因素评估，认知功能检查、人格特征及行为模式的评估、风险评估 □ 了解患者及家属关注问题、进行住院指导 □ 初步诊断，提出初步治疗计划 □ 完成首次心理治疗 □ 完成首次病程记录（入院 8 小时内）	□ 上级医师查房，向患者及家属进一步了解病史及病情，确定诊断、制定综合治疗方案 □ 风险评估 □ 完成入院记录（入院 24 小时内） □ 完成首次上级医师查房记录（入院 48 小时内） □ 心理及康复治疗方案确定	□ 上级医师查房，向患者及家属进一步了解病史及病情，核实诊断，完善修订治疗方案 □ 风险评估 □ 完成病程记录 □ 心理及康复治疗方案确定
重点医嘱	**长期医嘱：** □ 焦虑障碍护理常规 □ 级别护理 □ 入恐怖性焦虑障碍临床路径 □ 饮食 □ 精神科监护 □ 抗精神病药物治疗监测 □ 抗焦虑药物及其他辅助药物 □ 改善认知功能药物 □ 物理治疗 □ 康复治疗 □ 精神科其他常用治疗 □ 风险防范措施 □ 留陪侍人 □ 依据病情需要下达 **临时医嘱** □ 首诊精神病检查 □ 血细胞分析 □ 尿液检查 □ 粪便常规检查 □ 血生化 □ 内分泌检查 □ 血气分析	**长期医嘱：** □ 焦虑障碍护理常规 □ 级别护理 □ 入恐怖性焦虑障碍临床路径 □ 饮食 □ 精神科监护 □ 抗精神病药物治疗监测 □ 抗焦虑药物及其他辅助药物 □ 改善认知功能药物 □ 物理治疗 □ 康复治疗 □ 精神科其他常用治疗 □ 风险防范措施 □ 留陪侍人 □ 依据病情需要下达 **临时医嘱：** □ 依据病情需要下达 □ 复查异常化验 □ 对症处理药物副作用	**长期医嘱：** □ 焦虑障碍护理常规 □ 级别护理 □ 入恐怖性焦虑障碍临床路径 □ 饮食 □ 精神科监护 □ 抗精神病药物治疗监测 □ 抗焦虑药物及其他辅助药物 □ 改善认知功能药物 □ 物理治疗 □ 康复治疗 □ 精神科其他常用治疗 □ 风险防范措施 □ 留陪侍人 □ 依据病情需要下达 **临时医嘱：** □ 依据病情需要下达 □ 复查异常化验 □ 对症处理药物副作用

续表

重点医嘱	☐ 感染性疾病筛查 ☐ 电生理检查 ☐ 影像学检查 ☐ 临床评估量表 ☐ 社会功能评估量表 ☐ 社会心理因素评估量表 ☐ 认知功能检查 ☐ 人格量表 ☐ 行为量表 ☐ 心理治疗 ☐ 依据病情需要下达		
心理治疗	☐ 初始访谈 ☐ 收集患者资料	☐ 参加医师查房 ☐ 心理治疗	☐ 参加三级医师查房 ☐ 诊断评估 ☐ 心理治疗
康复治疗		☐ 适宜的康复治疗	☐ 适宜的康复治疗
病情变异记录	☐ 无　☐ 有，原因： 1. 2.	☐ 无　☐ 有，原因： 1. 2.	☐ 无　☐ 有，原因： 1. 2.
医师签名			
时间	住院第4~7天	住院第8~14天	住院第15~18天
主要诊疗工作	☐ 三级医生查房，根据病情调整治疗方案 ☐ 完成病程记录 ☐ 复查临床评估量表、社会功能评估量表 ☐ 风险评估 ☐ 复查血细胞分析、尿液检查、血生化、泌乳素、心电图 ☐ 评估辅助检查结果，结合临床随时复查有临床意义的异常项目，必要时请相关科室会诊或转诊 ☐ 向患者及家属交代病情 ☐ 心理及康复治疗方案确定	☐ 三级医生查房，根据病情调整治疗方案 ☐ 完成病程记录 ☐ 复查临床评估量表、社会功能评估量表 ☐ 风险评估 ☐ 复查血细胞分析、尿液检查、血生化、泌乳素、心电图 ☐ 评估辅助检查结果，结合临床随时复查有临床意义的异常项目，必要时请相关科室会诊或转诊 ☐ 向患者及家属交代病情 ☐ 心理及康复治疗方案确定	☐ 三级医生查房，根据病情调整治疗方案 ☐ 完成病程记录 ☐ 复查临床评估量表、社会功能评估量表 ☐ 风险评估 ☐ 复查血细胞分析、尿液检查、血生化、泌乳素、心电图 ☐ 评估辅助检查结果，结合临床随时复查有临床意义的异常项目，必要时请相关科室会诊或转诊 ☐ 向患者及家属交代病情 ☐ 完成出院心理治疗 ☐ 心理及康复治疗方案确定

重点医嘱	**长期医嘱：** □ 焦虑障碍护理常规 □ 级别护理 □ 入恐怖性焦虑障碍临床路径 □ 饮食 □ 精神科监护 □ 抗精神病药物治疗监测 □ 抗焦虑药物及其他辅助药物 □ 改善认知功能药物 □ 物理治疗 □ 康复治疗 □ 精神科其他常用治疗 □ 风险防范措施 □ 留陪侍人 □ 依据病情需要下达 **临时医嘱：** □ 血细胞分析 □ 尿液检查 □ 血生化 □ 泌乳素 □ 心电图 □ 临床评估量表 □ 社会功能评估量表 □ 心理治疗 □ 依据病情需要下达 □ 对症处理药物副作用	**长期医嘱：** □ 焦虑障碍护理常规 □ 级别护理 □ 入恐怖性焦虑障碍临床路径 □ 饮食 □ 精神科监护 □ 抗精神病药物治疗监测 □ 抗焦虑药物及其他辅助药物 □ 改善认知功能药物 □ 物理治疗 □ 康复治疗 □ 精神科其他常用治疗 □ 风险防范措施 □ 留陪侍人 □ 依据病情需要下达 **临时医嘱：** □ 血细胞分析 □ 尿液检查 □ 血生化 □ 泌乳素 □ 心电图 □ 临床评估量表 □ 社会功能评估量表 □ 心理治疗 □ 依据病情需要下达 □ 对症处理药物副作用	**长期医嘱：** □ 焦虑障碍护理常规 □ 级别护理 □ 入恐怖性焦虑障碍临床路径 □ 饮食 □ 精神科监护 □ 抗精神病药物治疗监测 □ 抗焦虑药物及其他辅助药物 □ 改善认知功能药物 □ 物理治疗 □ 康复治疗 □ 精神科其他常用治疗 □ 风险防范措施 □ 留陪侍人 □ 依据病情需要下达 **临时医嘱：** □ 血细胞分析 □ 尿液检查 □ 血生化 □ 泌乳素 □ 心电图 □ 临床评估量表 □ 社会功能评估量表 □ 心理治疗 □ 依据病情需要下达 □ 对症处理药物副作用
心理治疗	□ 阶段性评估 □ 团体心理治疗 □ 各种适合的心理治疗	□ 阶段性评估 □ 团体心理治疗 □ 各种适合的心理治疗	□ 阶段性评估 □ 团体心理治疗 □ 各种适合的心理治疗
康复治疗	□ 适宜的康复治疗	□ 适宜的康复治疗	□ 适宜的康复治疗
病情变异记录	□ 无　□ 有，原因： 1. 2.	□ 无　□ 有，原因： 1. 2.	□ 无　□ 有，原因： 1. 2.
医师签名			

续表

时间	拟出院前 1～2 天	出院当天
主要医疗工作	□ 出院前临床评估量表、社会功能评估量表、风险评估 □ 完成出院前心理治疗 □ 制定、安排出院后门诊随访治疗计划（急性期、巩固期） □ 安排好出院后复诊时间及预约挂号 □ 心理及康复治疗方案确定	□ 填写出院手续 □ 完成出院病历 □ 填写出院登记表 □ 强调院外随访门诊规范化诊疗流程及注意事项
重点医嘱	**长期医嘱：** □ 焦虑障碍护理常规 □ 级别护理 □ 入恐怖性焦虑障碍临床路径 □ 饮食 □ 精神科监护 □ 抗精神病药物治疗监测 □ 抗焦虑药物及其他辅助药物 □ 改善认知功能药物 □ 物理治疗 □ 康复治疗 □ 精神科其他常用治疗 □ 风险防范措施 □ 留陪侍人 □ 依据病情需要下达 **临时医嘱：** □ 血细胞分析 □ 尿液检查 □ 血生化 □ 泌乳素 □ 心电图 □ 临床评估量表 □ 社会功能评估量表 □ 心理治疗 □ 依据病情需要下达 □ 对症处理药物副作用	**临时医嘱：** □ 今日出院 □ 依据病情需要下达
心理治疗	□ 出院心理评估、心理治疗小结 □ 出院后心理康复计划形成	
康复治疗	□ 适宜的康复治疗	
病情变异记录	□ 无　□ 有，原因： 1. 2.	□ 无　□ 有，原因： 1. 2.
医师签名		

（二）患者版临床路径表单

患者版临床路径表单也以表格形式体现，内容为入径后医师、护士及患者和家属每日所进行的相关诊疗活动，该表用于使患者了解每日的诊疗内容，便于配合医护工作，保证临床路径顺利实施。

恐怖性焦虑障碍患者版临床路径表单

科别：　　　　姓名：　　　　住院号：　　　　路径名称：

日期	住院前3天		
医生的工作	□ 安排签署知情同意书及各项协议书 □ 病史采集、体格、神经系统检查、精神状况检查、风险评估等 □ 安排相关实验室、影像学等检查 □ 安排症状、社会心理因素测评等 □ 初步诊断，提出初步治疗计划 □ 进行住院指导、完成首次心理治疗 □ 完成首次病程记录（入院 8 小时内）	□ 上级医师查房，确定诊断、制定综合治疗方案 □ 风险评估、完成入院记录及次上级医师查房记录 □ 安排完善各项检查，查看化验结果，及时处理有临床意义的异常结果，并向患者或家属说明各项检查结果 □ 按需安排心理治疗、物理治疗	□ 上级医师查房，向患者及家属进一步了解病史及病情，核实诊断，完善修订治疗方案 □ 风险评估 □ 完成病程记录
护士的工作	□ 费用讲解、诊疗安排告知 □ 护理评估、护理量表、制订护理计划 □ 级别护理、入院宣传教育、执行治疗方案 □ 观察进食和睡眠情况、患者安全和治疗情况和患者用药情况和药物不良反应，评估治疗依从性 □ 床边查房、安全检查、室内监护、心理护理、保证入量、清洁卫生 □ 睡眠护理、书写记录、床旁交接班	□ 评估病情变化、调整护理计划 □ 级别护理、执行治疗方案 □ 观察进食和睡眠情况、患者安全和治疗情况及患者用药情况和药物不良反应，评估治疗依从性 □ 床边查房、安全检查、室内监护、心理护理 □ 健康教育、行为康复训练、保证入量、清洁卫生、睡眠护理、书写记录、床旁交接班	□ 评估病情变化、调整护理计划 □ 级别护理、执行治疗方案 □ 观察进食和睡眠情况、患者安全和治疗情况及患者用药情况和药物不良反应，评估治疗依从性 □ 床边查房、安全检查、室内监护、心理护理 □ 健康教育、行为康复训练、保证入量、清洁卫生、睡眠护理、书写记录、床旁交接班

续表

患者及家属的工作	□ 签署知情同意书及各项协议书 □ 了解相关费用，配合医护完成病史采集、精神状况检查及相关检查 □ 配合医护完成风险及症状学、社会心理因素测查及护理评估等 □ 配合医护宣教工作，了解疾病相关知识、诊疗计划及预期结局 □ 配合医护完成首次心理治疗 □ 开放病区家属履行安全陪护职责 □ 遵守医院各项制度	□ 配合各项检查及治疗 □ 及时反映病情变化及相关问题 □ 理解治疗情况 □ 及时与医护沟通，配合处理各类医疗相关问题 □ 配合心理评估、治疗及物理治疗 □ 配合健康教育、行为康复训练 □ 开放病区家属履行安全陪护职责 □ 对开放病区有冲动伤人及不能配合治疗的患者，家属应配合及时转入封闭病区 □ 患者并发严重躯体疾病需要及时治疗的，家属应配合及时转科或转院治疗 □ 遵守医院各项制度	□ 配合各项检查及治疗 □ 及时反映病情变化及相关问题、 □ 理解治疗情况 □ 及时与医护沟通，配合处理各类医疗相关问题 □ 配合心理评估及治疗及物理治疗 □ 配合健康教育、行为康复训练 □ 开放病区家属履行安全陪护职责 □ 遵守医院各项制度
日期	住院第4天～出院前2天	拟出院前1～2天	出院当天
医生的工作	□ 三级医生查房，根据病情、实验室检查及评估调整治疗方案 □ 完成病程记录 □ 按路径相关要求复查相关检查及评估 □ 评估检查结果，及时复查有临床意义的异常项目，必要时请相关科室会诊，执行会诊意见或转诊 □ 向患者及家属交代病情	□ 出院前安排相关检查、病情评估、完成出院前心理治疗 □ 制定、安排出院后门诊随访及治疗计划（急性期、巩固期、维持期）	□ 填写出院手续 □ 完成出院病历 □ 填写出院登记表 □ 强调院外执行门诊随访计划、治疗方案及注意事项
护士的工作	□ 护理量表、评估病情变化 □ 调整及执行护理计划 □ 级别护理、执行治疗方案 □ 观察患者进食和睡眠情况、安全和治疗情况、用药情况及药物不良反应。评估治疗依从性 □ 床边查房、安全检查、室内监护、心理护理、健康教育、行为康复训练 □ 保证入量、清洁卫生、睡眠护理、书写记录、床旁交接班	□ 护理量表、评估病情变化 □ 调整及执行护理计划、级别护理 □ 执行治疗方案、观察患者进食和睡眠情况、安全和治疗情况、用药情况及药物不良反应。评估治疗依从性 □ 床边查房、安全检查、室内监护、心理护理、健康教育、行为康复训练 □ 保证入量、清洁卫生、睡眠护理、书写记录、床旁交接班	□ 病人满意度 □ 出院护理指导

续表

| 患者及家属的工作 | □ 配合各项检查及治疗
□ 及时反映病情变化
□ 理解治疗情况
□ 及时与医护沟通
□ 配合处理各类医疗相关问题
□ 了解检查及测评结果
□ 配合会诊并执行会诊意见
□ 配合心理评估及治疗、物理治疗
□ 配合健康教育、行为康复训练
□ 对开放病区有冲动伤人及不能配合治疗的患者，家属应配合及时转入封闭病区
□ 患者并发严重躯体疾病需要及时治疗的，家属应配合及时转科或转院治疗
□ 封闭病区按要求探视患者、积极与医护沟通
□ 遵守医院各项制度 | □ 配合完成出院前复查及心理评估
□ 了解目前治疗情况
□ 配合完成出院前心理治疗
□ 了解出院后随访及治疗计划 | □ 办理出院手续
□ 知晓随访日期及随访治疗计划 |

二、惊恐障碍临床路径表单

（一）医师版临床路径表单

惊恐障碍医师版临床路径表单

适用对象：第一诊断为：ICD-10 F41.0 惊恐障碍

患者姓名：＿＿＿＿ 性别：＿＿＿＿ 年龄：＿＿＿＿ 门诊号：＿＿＿＿ 住院号：＿＿＿＿

住院日期：年＿＿月＿＿日 出院日期：年＿＿月＿＿日 标准住院日：≤18 天

时间	住院第 1 天	住院第 2 天	住院第 3 天
主要诊疗工作	□ 签署知情同意书及各项协议书 □ 病史采集，体格、神经系统检查，精神状况检查 □ 临床症状评估，社会功能评估，社会心理因素评估，认知功能检查、人格特征及行为模式的评估、风险评估 □ 了解患者及家属关注问题、进行住院指导 □ 初步诊断，提出初步治疗计划 □ 完成首次心理治疗 □ 完成首次病程记录（入院 8 小时内）	□ 上级医师查房，向患者及家属进一步了解病史及病情，确定诊断、制定综合治疗方案 □ 风险评估 □ 完成入院记录（入院 24 小时内） □ 完成首次上级医师查房记录（入院 48 小时内） □ 心理及康复治疗方案确定	□ 上级医师查房，向患者及家属进一步了解病史及病情，核实诊断，完善修订治疗方案 □ 风险评估 □ 完成病程记录 □ 心理及康复治疗方案确定

续表

	长期医嘱:	长期医嘱:	长期医嘱:
重点医嘱	□ 焦虑障碍护理常规 □ 级别护理 □ 入惊恐障碍临床路径 □ 饮食 ■ 精神科监护 □ 抗精神病药物治疗监测 □ 抗焦虑药物及其他辅助药物 □ 改善认知功能药物 □ 物理治疗 □ 康复治疗 □ 精神科其他常用治疗 □ 风险防范措施 □ 留陪侍人 □ 依据病情需要下达 **临时医嘱** □ 首诊精神病检查 □ 血细胞分析 □ 尿液检查 □ 粪便常规检查 □ 血生化 □ 内分泌检查 □ 感染性疾病筛查 □ 电生理检查 □ 影像学检查 □ 临床评估量表 □ 社会功能评估量表 □ 社会心理因素评估量表 □ 认知功能检查 □ 人格量表 □ 行为量表 □ 心理治疗 □ 依据病情需要下达	□ 焦虑障碍护理常规 □ 级别护理 □ 入惊恐障碍临床路径 □ 饮食 ■ 精神科监护 □ 抗精神病药物治疗监测 □ 抗焦虑药物及其他辅助药物 □ 改善认知功能药物 □ 物理治疗 □ 康复治疗 □ 精神科其他常用治疗 □ 风险防范措施 □ 留陪侍人 □ 依据病情需要下达 **临时医嘱:** □ 依据病情需要下达 □ 对症处理药物副作用 □ 复查异常化验	□ 焦虑障碍护理常规 □ 级别护理 □ 入惊恐障碍临床路径 □ 饮食 ■ 精神科监护 □ 抗精神病药物治疗监测 □ 抗焦虑药物及其他辅助药物 □ 改善认知功能药物 □ 物理治疗 □ 康复治疗 □ 精神科其他常用治疗 □ 风险防范措施 □ 留陪侍人 □ 依据病情需要下达 **临时医嘱:** □ 依据病情需要下达 □ 对症处理药物副作用 □ 复查异常化验
心理治疗	□ 初始访谈 □ 收集患者资料	□ 参加医师查房 □ 心理治疗	□ 参加三级医师查房 □ 诊断评估 □ 心理治疗
康复治疗		□ 适宜的康复治疗	□ 适宜的康复治疗

续表

病情变异记录	□ 无　□有,原因: 1. 2.	□ 无　□有,原因: 1. 2.	□ 无　□有,原因: 1. 2.
医师签名			
时间	住院第4～7天	住院第8～14天	住院第15～18天
主要诊疗工作	□ 三级医生查房,根据病情调整治疗方案 □ 完成病程记录 □ 复查临床评估量表、社会功能评估量表 □ 风险评估 □ 复查血细胞分析、尿液检查、血生化、泌乳素、心电图 □ 评估辅助检查结果,结合临床随时复查有临床意义的异常项目,必要时请相关科室会诊或转诊 □ 向患者及家属交代病情 □ 心理及康复治疗方案确定	□ 三级医生查房,根据病情调整治疗方案 □ 完成病程记录 □ 复查临床评估量表、社会功能评估量表 □ 风险评估 □ 复查血细胞分析、尿液检查、血生化、泌乳素、心电图 □ 评估辅助检查结果,结合临床随时复查有临床意义的异常项目,必要时请相关科室会诊或转诊 □ 向患者及家属交代病情 □ 心理及康复治疗方案确定	□ 三级医生查房,根据病情调整治疗方案 □ 完成病程记录 □ 复查临床评估量表、社会功能评估量表 □ 风险评估 □ 复查血细胞分析、尿液检查、血生化、泌乳素、心电图 □ 评估辅助检查结果,结合临床随时复查有临床意义的异常项目,必要时请相关科室会诊或转诊 □ 向患者及家属交代病情 □ 完成出院心理治疗 □ 心理及康复治疗方案确定
重点医嘱	长期医嘱: □ 焦虑障碍护理常规 □ 级别护理 □ 入惊恐障碍临床路径 □ 饮食 □ 精神科监护 □ 抗精神病药物治疗监测 □ 抗焦虑药物及其他辅助药物 □ 改善认知功能药物 □ 物理治疗 □ 康复治疗 □ 精神科其他常用治疗 □ 风险防范措施 □ 留陪侍人	长期医嘱: □ 焦虑障碍护理常规 □ 级别护理 □ 入惊恐障碍临床路径 □ 饮食 □ 精神科监护 □ 抗精神病药物治疗监测 □ 抗焦虑药物及其他辅助药物 □ 改善认知功能药物 □ 物理治疗 □ 康复治疗 □ 精神科其他常用治疗 □ 风险防范措施 □ 留陪侍人 □ 依据病情需要下达	长期医嘱: □ 焦虑障碍护理常规 □ 级别护理 □ 入惊恐障碍临床路径 □ 饮食 □ 精神科监护 □ 抗精神病药物治疗监测 □ 抗焦虑药物及其他辅助药物 □ 改善认知功能药物 □ 物理治疗 □ 康复治疗 □ 精神科其他常用治疗 □ 风险防范措施 □ 留陪侍人 □ 依据病情需要下达

续表

重点医嘱	☐ 依据病情需要下达 **临时医嘱:** ☐ 血细胞分析 ☐ 尿液检查 ☐ 血生化 ☐ 泌乳素 ☐ 心电图 ☐ 临床评估量表 ☐ 社会功能评估量表 ☐ 心理治疗 ☐ 依据病情需要下达 ☐ 对症处理药物副作用	**临时医嘱:** ☐ 血细胞分析 ☐ 尿液检查 ☐ 血生化 ☐ 泌乳素 ☐ 心电图 ☐ 临床评估量表 ☐ 社会功能评估量表 ☐ 心理治疗 ☐ 依据病情需要下达 ☐ 对症处理药物副作用	**临时医嘱:** ☐ 血细胞分析 ☐ 尿液检查 ☐ 血生化 ☐ 泌乳素 ☐ 心电图 ☐ 临床评估量表 ☐ 社会功能评估量表 ☐ 心理治疗 ☐ 依据病情需要下达 ☐ 对症处理药物副作用
心理治疗	☐ 阶段性评估 ☐ 团体心理治疗 ☐ 各种适合的心理治疗	☐ 阶段性评估 ☐ 团体心理治疗 ☐ 各种适合的心理治疗	☐ 阶段性评估 ☐ 团体心理治疗 ☐ 各种适合的心理治疗
康复治疗	☐ 适宜的康复治疗	☐ 适宜的康复治疗	☐ 适宜的康复治疗
病情变异记录	☐ 无 ☐有,原因: 1. 2.	☐ 无 ☐有,原因: 1. 2.	☐ 无 ☐有,原因: 1. 2.
医师签名			

时间	拟出院前1～2天		出院当天
主要医疗工作	☐ 出院前临床评估量表、社会功能评估量表、风险评估 ☐ 完成出院前心理治疗 ☐ 制定、安排出院后门诊随访治疗计划(急性期、巩固期) ☐ 安排好出院后复诊时间及预约挂号 ☐ 心理及康复治疗方案确定		☐ 填写出院手续 ☐ 完成出院病历 ☐ 填写出院登记表 ☐ 强调院外随访门诊规范化诊疗流程及注意事项
重点医嘱	**长期医嘱:** ☐ 焦虑障碍护理常规 ☐ 级别护理 ☐ 入惊恐障碍临床路径 ☐ 饮食 ☐ 精神科监护 ☐ 抗精神病药物治疗监测 ☐ 抗焦虑药物及其他辅助药物 ☐ 改善认知功能药物		**临时医嘱:** ☐ 今日出院 ☐ 依据病情需要下达

续表

重点 医嘱	□ 物理治疗 □ 康复治疗 □ 精神科其他常用治疗 □ 风险防范措施 □ 留陪侍人 □ 依据病情需要下达 **临时医嘱：** □ 血细胞分析 □ 尿液检查 □ 血生化 □ 泌乳素 □ 心电图 □ 临床评估量表 □ 社会功能评估量表 □ 心理治疗 □ 依据病情需要下达 □ 对症处理药物副作用	
心理治疗	□ 出院心理评估、心理治疗小结 □ 出院后心理康复计划形成	
康复治疗	□ 适宜的康复治疗	
病情变异 记录	□ 无　□有，原因： 1. 2.	□ 无　□有，原因： 1. 2.
医师签名		

（二）患者版临床路径表单

惊恐障碍患者版临床路径表单

科别：　　　姓名：　　　住院号：　　　路径名称：

日期	住院前 3 天		
医生的工作	□ 安排签署知情同意书及各项协议书 □ 病史采集、体格、神经系统检查、精神状况检查、风险评估等 □ 安排相关实验室、影像学等检查 □ 安排症状、社会心理因素测评等 □ 初步诊断，提出初步治疗计划 □ 进行住院指导、完成首次心理治疗 □ 完成首次病程记录（入院 8 小时内）	□ 上级医师查房，确定诊断、制定综合治疗方案 □ 风险评估，完成入院记录及次上级医师查房记录 □ 安排完善各项检查，查看化验结果，及时处理有临床意义的异常结果，并向患者或家属说明各项检查结果 □ 按需安排心理治疗、物理治疗	□ 上级医师查房，向患者及家属进一步了解病史及病情，核实诊断，完善修订治疗方案 □ 风险评估 □ 完成病程记录

续表

护士的工作	□ 费用讲解、诊疗安排告知 □ 护理评估、护理量表、制订护理计划 □ 级别护理、入院宣传教育、执行治疗方案 □ 观察进食和睡眠情况、患者安全和治疗情况及患者用药情况和药物不良反应，评估治疗依从性 □ 床边查房、安全检查、室内监护、心理护理、保证入量、清洁卫生 □ 睡眠护理、书写记录、床旁交接班	□ 评估病情变化、调整护理计划 □ 级别护理、执行治疗方案 □ 观察进食和睡眠情况、患者安全和治疗情况及患者用药情况和药物不良反应，评估治疗依从性 □ 床边查房、安全检查、室内监护、心理护理 □ 健康教育、行为康复训练、保证入量、清洁卫生、睡眠护理、书写记录、床旁交接班	□ 评估病情变化、调整护理计划 □ 级别护理、执行治疗方案 □ 观察进食和睡眠情况、患者安全和治疗情况及患者用药情况和药物不良反应，评估治疗依从性 □ 床边查房、安全检查、室内监护、心理护理 □ 健康教育、行为康复训练、保证入量、清洁卫生、睡眠护理、书写记录、床旁交接班
患者及家属的工作	□ 签署知情同意书及各项协议书 □ 了解相关费用，配合医护完成病史采集、精神状况检查及相关检查 □ 配合医护完成风险及症状学、社会心理因素测查及护理评估等 □ 配合医护宣教工作，了解疾病相关知识、诊疗计划及预期结局 □ 配合医护完成首次心理治疗 □ 开放病区家属履行安全陪护职责 □ 遵守医院各项制度	□ 配合各项检查及治疗 □ 及时反映病情变化及相关问题 □ 理解治疗情况 □ 及时与医护沟通，配合处理各类医疗相关问题 □ 配合心理评估、治疗及物理治疗 □ 配合健康教育、行为康复训练 □ 开放病区家属履行安全陪护职责 □ 对开放病区有冲动伤人及不能配合治疗的患者，家属应配合及时转入封闭病区 □ 患者并发严重躯体疾病需要及时治疗的，家属应配合及时转科或转院治疗 □ 遵守医院各项制度	□ 配合各项检查及治疗 □ 及时反映病情变化及相关问题、理解治疗情况 □ 及时与医护沟通，配合处理各类医疗相关问题 □ 配合心理评估及治疗及物理治疗 □ 配合健康教育、行为康复训练 □ 开放病区家属履行安全陪护职责 □ 遵守医院各项制度

续表

日期	住院第4天至出院前2天	拟出院前1~2天	出院当天
医生的工作	□ 三级医生查房，根据病情、实验室检查及评估调整治疗方案 □ 完成病程记录 □ 按路径相关要求复查相关检查及评估 □ 评估检查结果，及时复查有临床意义之异常项目，必要时请相关科室会诊，执行会诊意见或转诊 □ 向患者及家属交代病情	□ 出院前安排相关检查、病情评估、完成出院前心理治疗 □ 制定、安排出院后门诊随访及治疗计划（急性期、巩固期、维持期）	□ 填写出院手续 □ 完成出院病历 □ 填写出院登记表 □ 强调院外执行门诊随访计划、治疗方案及注意事项
护士的工作	□ 护理量表、评估病情变化 □ 调整及执行护理计划 □ 级别护理、执行治疗方案 □ 观察患者进食和睡眠情况、安全和治疗情况、用药情况及药物不良反应。评估治疗依从性 □ 床边查房、安全检查、室内监护、心理护理、健康教育、行为康复训练 □ 保证入量、清洁卫生、睡眠护理、书写记录、床旁交接班	□ 护理量表、评估病情变化 □ 调整及执行护理计划、级别护理 □ 执行治疗方案、观察患者进食和睡眠情况、安全和治疗情况、用药情况及药物不良反应。评估治疗依从性 □ 床边查房、安全检查、室内监护、心理护理、健康教育、行为康复训练 □ 保证入量、清洁卫生、睡眠护理、书写记录、床旁交接班	□ 病人满意度 □ 出院护理指导
患者及家属的工作	□ 配合各项检查及治疗 □ 及时反映病情变化 □ 理解治疗情况 □ 及时与医护沟通 □ 配合处理各类医疗相关问题 □ 了解检查及测评结果 □ 配合会诊并执行会诊意见 □ 配合心理评估及治疗、物理治疗 □ 配合健康教育、行为康复训练 □ 对开放病区有冲动伤人及不能配合治疗的患者，家属应配合及时转入封闭病区 □ 患者并发严重躯体疾病需要及时治疗的，家属应配合及时转科或转院治疗 □ 封闭病区按要求探视患者、积极与医护沟通 □ 遵守医院各项制度	□ 配合完成出院前复查及心理评估 □ 了解目前治疗情况 □ 配合完成出院前心理治疗 □ 了解出院后随访及治疗计划	□ 办理出院手续 □ 知晓随访日期及随访治疗计划

三、广泛性焦虑障碍临床路径表单

（一）医师版临床路径表单

广泛性焦虑障碍医师版临床路径表单

适用对象：第一诊断为：ICD-10 F41.1 广泛性焦虑障碍

患者姓名：_____ 性别：_____ 年龄：_____ 门诊号：_____ 住院号：_____

住院日期：年___月___日　　出院日期：年___月___日　　标准住院日：≤18 天

时间	住院第 1 天	住院第 2 天	住院第 3 天
主要诊疗工作	□ 签署知情同意书及各项协议书 □ 病史采集、体格、神经系统检查，精神状况检查 □ 临床症状评估，社会功能评估，社会心理因素评估，认知功能检查、人格特征及行为模式的评估、风险评估 □ 了解患者及家属关注问题、进行住院指导 □ 初步诊断，提出初步治疗计划 □ 完成首次心理治疗 □ 完成首次病程记录（入院 8 小时内）	□ 上级医师查房，向患者及家属进一步了解病史及病情，确定诊断、制定综合治疗方案 □ 风险评估 □ 完成入院记录（入院 24 小时内） □ 完成首次上级医师查房记录（入院 48 小时内） □ 心理及康复治疗方案确定	□ 上级医师查房，向患者及家属进一步了解病史及病情，核实诊断，完善修订治疗方案 □ 风险评估 □ 完成病程记录 □ 心理及康复治疗方案确定
重点医嘱	**长期医嘱：** □ 焦虑障碍护理常规 □ 级别护理 □ 入广泛性焦虑障碍临床路径 □ 饮食 □ 精神科监护 □ 抗精神病药物治疗监测 □ 抗焦虑药物及其他辅助药物 □ 改善认知功能药物 □ 物理治疗 □ 康复治疗 □ 精神科其他常用治疗 □ 风险防范措施 □ 留陪侍人 □ 依据病情需要下达 **临时医嘱** □ 首诊精神科检查 □ 血细胞分析	**长期医嘱：** □ 焦虑障碍护理常规 □ 级别护理 □ 入广泛性焦虑障碍临床路径 □ 饮食 □ 精神科监护 □ 抗精神病药物治疗监测 □ 抗焦虑药物及其他辅助药物 □ 改善认知功能药物 □ 物理治疗 □ 康复治疗 □ 精神科其他常用治疗 □ 风险防范措施 □ 留陪侍人 □ 依据病情需要下达	**长期医嘱：** □ 焦虑障碍护理常规 □ 级别护理 □ 入广泛性焦虑障碍临床路径 □ 饮食 □ 精神科监护 □ 抗精神病药物治疗监测 □ 抗焦虑药物及其他辅助药物 □ 改善认知功能药物 □ 物理治疗 □ 康复治疗 □ 精神科其他常用治疗 □ 风险防范措施 □ 留陪侍人 □ 依据病情需要下达

续表

		临时医嘱：	临时医嘱：
重点医嘱	□ 尿液检查 □ 粪便常规检查 □ 血生化 □ 内分泌检查 □ 感染性疾病筛查 □ 电生理检查 □ 影像学检查 □ 临床评估量表 □ 社会功能评估量表 □ 社会心理因素评估量表 □ 认知功能检查 □ 人格量表 □ 行为量表 □ 心理治疗 □ 依据病情需要下达	□ 依据病情需要下达 □ 复查异常化验 □ 对症处理药物副作用	□ 依据病情需要下达 □ 复查异常化验 □ 对症处理药物副作用
心理治疗	□ 初始访谈 □ 收集患者资料	□ 参加医师查房 □ 心理治疗	□ 参加三级医师查房 □ 诊断评估 □ 心理治疗
康复治疗		□ 适宜的康复治疗	□ 适宜的康复治疗
病情变异记录	□ 无 □有，原因： 1. 2.	□ 无 □有，原因： 1. 2.	□ 无 □有，原因： 1. 2.
医师签名			
时间	住院第4～7天	住院第8～14天	住院第15～18天
主要诊疗工作	□ 三级医生查房，根据病情调整治疗方案 □ 完成病程记录 □ 复查临床评估量表、社会功能评估量表 □ 风险评估 □ 复查血细胞分析、尿液检查、血生化、泌乳素、心电图 □ 评估辅助检查结果，结合临床随时复查有临床意义的异常项目，必要时请相关科室会诊或转诊 □ 向患者及家属交代病情 □ 心理及康复治疗方案确定	□ 三级医生查房，根据病情调整治疗方案 □ 完成病程记录 □ 复查临床评估量表、社会功能评估量表 □ 风险评估 □ 复查血细胞分析、尿液检查、血生化、泌乳素、心电图 □ 评估辅助检查结果，结合临床随时复查有临床意义的异常项目，必要时请相关科室会诊或转诊 □ 向患者及家属交代病情 □ 心理及康复治疗方案确定	□ 三级医生查房，根据病情调整治疗方案 □ 完成病程记录 □ 复查临床评估量表、社会功能评估量表 □ 风险评估 □ 复查血细胞分析、尿液检查、血生化、泌乳素、心电图 □ 评估辅助检查结果，结合临床随时复查有临床意义的异常项目，必要时请相关科室会诊或转诊 □ 向患者及家属交代病情 □ 完成出院心理治疗 □ 心理及康复治疗方案确定

续表

	长期医嘱：	长期医嘱：	长期医嘱：
重点医嘱	□ 焦虑障碍护理常规 □ 级别护理 □ 入广泛性焦虑障碍临床路径 □ 饮食 □ 精神科监护 □ 抗精神病药物治疗监测 □ 抗焦虑药物及其他辅助药物 □ 改善认知功能药物 □ 物理治疗 □ 康复治疗 □ 精神科其他常用治疗 □ 风险防范措施 □ 留陪侍人 □ 依据病情需要下达 **临时医嘱：** □ 血细胞分析 □ 尿液检查 □ 血生化 □ 泌乳素 □ 心电图 □ 临床评估量表 □ 社会功能评估量表 □ 心理治疗 □ 依据病情需要下达 □ 对症处理药物副作用	□ 焦虑障碍护理常规 □ 级别护理 □ 入广泛性焦虑障碍临床路径 □ 饮食 □ 精神科监护 □ 抗精神病药物治疗监测 □ 抗焦虑药物及其他辅助药物 □ 改善认知功能药物 □ 物理治疗 □ 康复治疗 □ 精神科其他常用治疗 □ 风险防范措施 □ 留陪侍人 □ 依据病情需要下达 **临时医嘱：** □ 血细胞分析 □ 尿液检查 □ 血生化 □ 泌乳素 □ 心电图 □ 临床评估量表 □ 社会功能评估量表 □ 心理治疗 □ 依据病情需要下达 □ 对症处理药物副作用	□ 焦虑障碍护理常规 □ 级别护理 □ 入广泛性焦虑障碍临床路径 □ 饮食 □ 精神科监护 □ 抗精神病药物治疗监测 □ 抗焦虑药物及其他辅助药物 □ 改善认知功能药物 □ 物理治疗 □ 康复治疗 □ 精神科其他常用治疗 □ 风险防范措施 □ 留陪侍人 □ 依据病情需要下达 **临时医嘱：** □ 血细胞分析 □ 尿液检查 □ 血生化 □ 泌乳素 □ 心电图 □ 临床评估量表 □ 社会功能评估量表 □ 心理治疗 □ 依据病情需要下达 □ 对症处理药物副作用
心理治疗	□ 阶段性评估 □ 团体心理治疗 □ 各种适合的心理治疗	□ 阶段性评估 □ 团体心理治疗 □ 各种适合的心理治疗	□ 阶段性评估 □ 团体心理治疗 □ 各种适合的心理治疗
康复治疗	□ 适宜的康复治疗	□ 适宜的康复治疗	□ 适宜的康复治疗
病情变异记录	□ 无　□有，原因： 1. 2.	□ 无　□有，原因： 1. 2.	□ 无　□有，原因： 1. 2.
医师签名			

时间	拟出院前 1~2 天	出院当天
主要医疗工作	□ 出院前临床评估量表、社会功能评估量表、风险评估 □ 完成出院前心理治疗 □ 制定、安排出院后门诊随访治疗计划（急性期、巩固期） □ 安排好出院后复诊时间及预约挂号 □ 心理及康复治疗方案确定	□ 填写出院手续 □ 完成出院病历 □ 填写出院登记表 □ 强调院外随访门诊规范化诊疗流程及注意事项
重点医嘱	**长期医嘱：** □ 焦虑障碍护理常规 □ 级别护理 □ 入广泛性焦虑障碍临床路径 □ 饮食 □ 精神科监护 □ 抗精神病药物治疗监测 □ 抗焦虑药物及其他辅助药物 □ 改善认知功能药物 □ 物理治疗 □ 康复治疗 □ 精神科其他常用治疗 □ 风险防范措施 □ 留陪侍人 □ 依据病情需要下达 **临时医嘱：** □ 血细胞分析 □ 尿液检查 □ 血生化 □ 泌乳素 □ 心电图 □ 临床评估量表 □ 社会功能评估量表 □ 心理治疗 □ 依据病情需要下达 □ 对症处理药物副作用	**临时医嘱：** □ 今日出院 □ 依据病情需要下达
心理治疗	□ 出院心理评估、心理治疗小结 □ 出院后心理康复计划形成	
康复治疗	□ 适宜的康复治疗	
病情变异记录	□ 无　□有，原因： 1. 2.	□ 无　□有，原因： 1. 2.
医师签名		

（二）患者版临床路径表单

广泛性焦虑障碍患者版临床路径表单

科别：　　　　姓名：　　　　住院号：　　　　路径名称：

日期	住院前 3 天		
医生的工作	□ 安排签署知情同意书及各项协议书 □ 病史采集、体格、神经系统检查、精神状况检查、风险评估等 □ 安排相关实验室、影像学等检查 □ 安排症状、社会心理因素测评等 □ 初步诊断，提出初步治疗计划 □ 进行住院指导、完成首次心理治疗 □ 完成首次病程记录（入院 8 小时内）	□ 上级医师查房，确定诊断、制定综合治疗方案 □ 风险评估、完成入院记录及次上级医师查房记录 □ 安排完善各项检查，查看化验结果，及时处理有临床意义的异常结果，并向患者或家属说明各项检查结果。 □ 按需安排心理治疗、物理治疗	□ 上级医师查房，向患者及家属进一步了解病史及病情，核实诊断，完善修订治疗方案 □ 风险评估 □ 完成病程记录
护士的工作	□ 费用讲解、诊疗安排告知 □ 护理评估、护理量表、制订护理计划 □ 级别护理、入院宣传教育、执行治疗方案 □ 观察进食和睡眠情况、患者安全和治疗情况及患者用药情况和药物不良反应，评估治疗依从性 □ 床边查房、安全检查、室内监护、心理护理、保证入量、清洁卫生 □ 睡眠护理、书写记录、床旁交接班	□ 评估病情变化、调整护理计划 □ 级别护理、执行治疗方案 □ 观察进食和睡眠情况、患者安全和治疗情况及患者用药情况和药物不良反应，评估治疗依从性 □ 床边查房、安全检查、室内监护、心理护理 □ 健康教育、行为康复训练、保证入量、清洁卫生、睡眠护理、书写记录、床旁交接班	□ 评估病情变化、调整护理计划 □ 级别护理、执行治疗方案 □ 观察进食和睡眠情况、患者安全和治疗情况及患者用药情况和药物不良反应，评估治疗依从性 □ 床边查房、安全检查、室内监护、心理护理 □ 健康教育、行为康复训练、保证入量、清洁卫生、睡眠护理、书写记录、床旁交接班
患者及家属的工作	□ 签署知情同意书及各项协议书 □ 了解相关费用，配合医护完成病史采集、精神状况检查及相关检查	□ 配合各项检查及治疗 □ 及时反映病情变化及相关问题 □ 理解治疗情况 □ 及时与医护沟通，配合处理各类医疗相关问题	□ 配合各项检查及治疗 □ 及时反映病情变化及相关问题、理解治疗情况 □ 及时与医护沟通，配合处理各类医疗相关问题

续表

患者及家属的工作	☐ 配合医护完成风险及症状学、社会心理因素测查及护理评估等 ☐ 配合医护宣教工作，了解疾病相关知识、诊疗计划及预期结局 ☐ 配合医护完成首次心理治疗 ☐ 开放病区家属履行安全陪护职责 ☐ 遵守医院各项制度	☐ 配合心理评估、治疗及物理治疗 ☐ 配合健康教育、行为康复训练 ☐ 开放病区家属履行安全陪护职责 ☐ 对开放病区有冲动伤人及不能配合治疗的患者，家属应配合及时转入封闭病区 ☐ 患者并发严重躯体疾病需要及时治疗的，家属应配合及时转科或转院治疗 ☐ 遵守医院各项制度	☐ 配合心理评估及治疗及物理治疗 ☐ 配合健康教育、行为康复训练 ☐ 开放病区家属履行安全陪护职责 ☐ 遵守医院各项制度
日期	住院第 4 天～出院前 2 天	拟出院前 1～2 天	出院当天
医生的工作	☐ 三级医生查房，根据病情、实验室检查及评估调整治疗方案 ☐ 完成病程记录 ☐ 按路径相关要求复查相关检查及评估 ☐ 评估检查结果，及时复查有临床意义的异常项目，必要时请相关科室会诊，执行会诊意见或转诊 ☐ 向患者及家属交代病情	☐ 出院前安排相关检查、病情评估、完成出院前心理治疗 ☐ 制定、安排出院后门诊随访及治疗计划（急性期、巩固期、维持期）	☐ 填写出院手续 ☐ 完成出院病历 ☐ 填写出院登记表 ☐ 强调院外执行门诊随访计划、治疗方案及注意事项
护士的工作	☐ 护理量表、评估病情变化 ☐ 调整及执行护理计划 ☐ 级别护理、执行治疗方案 ☐ 观察患者进食和睡眠情况、安全和治疗情况、用药情况及药物不良反应。评估治疗依从性 ☐ 床边查房、安全检查、室内监护、心理护理、健康教育、行为康复训练 ☐ 保证入量、清洁卫生、睡眠护理、书写记录、床旁交接班	☐ 护理量表、评估病情变化 ☐ 调整及执行护理计划、级别护理 ☐ 执行治疗方案、观察患者进食和睡眠情况、安全和治疗情况、用药情况及药物不良反应。评估治疗依从性 ☐ 床边查房、安全检查、室内监护、心理护理、健康教育、行为康复训练 ☐ 保证入量、清洁卫生、睡眠护理、书写记录、床旁交接班	☐ 病人满意度 ☐ 出院护理指导

续表

| 患者及家属的工作 | □ 配合各项检查及治疗
□ 及时反映病情变化
□ 理解治疗情况
□ 及时与医护沟通
□ 配合处理各类医疗相关问题
□ 了解检查及测评结果
□ 配合会诊并执行会诊意见
□ 配合心理评估及治疗、物理治疗
□ 配合健康教育、行为康复训练
□ 对开放病区有冲动伤人及不能配合治疗的患者，家属应配合及时转入封闭病区
□ 患者并发严重躯体疾病需要及时治疗的，家属应配合及时转科或转院治疗
□ 封闭病区按要求探视患者、积极与医护沟通
□ 遵守医院各项制度 | □ 配合完成出院前复查及心理评估
□ 了解目前治疗情况
□ 配合完成出院前心理治疗
□ 了解出院后随访及治疗计划 | □ 办理出院手续
□ 知晓随访日期及随访治疗计划 |

四、未特定焦虑障碍临床路径表单

（一）医师版临床路径表单

未特定焦虑障碍医师版临床路径表单

适用对象：第一诊断为：ICD-10：F41.2 混合性焦虑和抑郁障碍；F41.3 其他混合性焦虑障碍；F41.8 其他特定的焦虑障碍；F41.9 焦虑障碍，未特定

患者姓名：_____ 性别：_____ 年龄：_____ 门诊号：_____ 住院号：_____

住院日期：年___月 __日　　　出院日期：年___月 __日　　　标准住院日：≤18 天

时间	住院第 1 天	住院第 2 天	住院第 3 天
主要诊疗工作	□ 签署知情同意书及各项协议书 □ 病史采集，体格、神经系统检查，精神状况检查 □ 临床症状评估，社会功能评估，社会心理因素评估，认知功能检查、人格特征及行为模式的评估、风险评估 □ 了解患者及家属关注问题、进行住院指导 □ 初步诊断，提出初步治疗计划 □ 完成首次心理治疗 □ 完成首次病程记录（入院 8 小时内）	□ 上级医师查房，向患者及家属进一步了解病史及病情，确定诊断、制定综合治疗方案 □ 风险评估 □ 完成入院记录（入院 24 小时内） □ 完成首次上级医师查房记录（入院 48 小时内） □ 心理及康复治疗方案确定	□ 上级医师查房，向患者及家属进一步了解病史及病情，核实诊断，完善修订治疗方案 □ 风险评估 □ 完成病程记录 □ 心理及康复治疗方案确定

续表

	长期医嘱:	长期医嘱:	长期医嘱:
重点医嘱	□ 焦虑障碍护理常规 □ 级别护理 □ 入未特定焦虑障碍临床路径 □ 饮食 □ 精神科监护 □ 抗精神病药物治疗监测 □ 抗焦虑药物及其他辅助药物 □ 改善认知功能药物 □ 物理治疗 □ 康复治疗 □ 精神科其他常用治疗 □ 风险防范措施 □ 留陪侍人 □ 依据病情需要下达 **临时医嘱** □ 首诊精神病检查 □ 血细胞分析 □ 尿液检查 □ 粪便常规检查 □ 血生化 □ 内分泌检查 □ 感染性疾病筛查 □ 电生理检查 □ 影像学检查 □ 临床评估量表 □ 社会功能评估量表 □ 社会心理因素评估量表 □ 认知功能检查 □ 人格量表 □ 行为量表 □ 心理治疗 □ 依据病情需要下达	□ 焦虑障碍护理常规 □ 级别护理 □ 入未特定焦虑障碍临床路径 □ 饮食 □ 精神科监护 □ 抗精神病药物治疗监测 □ 抗焦虑药物及其他辅助药物 □ 改善认知功能药物 □ 物理治疗 □ 康复治疗 □ 精神科其他常用治疗 □ 风险防范措施 □ 留陪侍人 □ 依据病情需要下达 **临时医嘱:** □ 依据病情需要下达 □ 对症处理药物副作用 □ 复查异常化验 □ 心理治疗	□ 焦虑障碍护理常规 □ 级别护理 □ 入未特定焦虑障碍临床路径 □ 饮食 □ 精神科监护 □ 抗精神病药物治疗监测 □ 抗焦虑药物及其他辅助药物 □ 改善认知功能药物 □ 物理治疗 □ 康复治疗 □ 精神科其他常用治疗 □ 风险防范措施 □ 留陪侍人 □ 依据病情需要下达 **临时医嘱:** □ 依据病情需要下达 □ 对症处理药物副作用 □ 复查异常化验 □ 心理治疗
心理治疗	□ 初始访谈 □ 收集患者资料	□ 参加医师查房 □ 心理治疗	□ 参加三级医师查房 □ 诊断评估 □ 心理治疗
康复治疗		□ 适宜的康复治疗	□ 适宜的康复治疗

续表

病情变异记录	□无　□有，原因： 1. 2.	□无　□有，原因： 1. 2.	□无　□有，原因： 1. 2.
医师签名			
时间	住院第 4～7 天	住院第 8～14 天	住院第 15～18 天
主要诊疗工作	□ 三级医生查房，根据病情调整治疗方案 □ 完成病程记录 □ 复查临床评估量表、社会功能评估量表 □ 风险评估 □ 复查血细胞分析、尿液检查、血生化、泌乳素、心电图 □ 评估辅助检查结果，结合临床随时复查有临床意义的异常项目，必要时请相关科室会诊或转诊 □ 心理治疗及康复治疗 □ 向患者及家属交代病情	□ 三级医生查房，根据病情调整治疗方案 □ 完成病程记录 □ 复查临床评估量表、社会功能评估量表 □ 风险评估 □ 复查血细胞分析、尿液检查、血生化、泌乳素、心电图 □ 评估辅助检查结果，结合临床随时复查有临床意义的异常项目，必要时请相关科室会诊或转诊 □ 心理治疗及康复治疗 □ 向患者及家属交代病情	□ 三级医生查房，根据病情调整治疗方案 □ 完成病程记录 □ 复查临床评估量表、社会功能评估量表 □ 风险评估 □ 复查血细胞分析、尿液检查、血生化、泌乳素、心电图 □ 评估辅助检查结果，结合临床随时复查有临床意义的异常项目，必要时请相关科室会诊或转诊 □ 心理治疗及康复治疗 □ 向患者及家属交代病情 □ 完成出院心理治疗
重点医嘱	长期医嘱： □ 焦虑障碍护理常规 □ 级别护理 □ 入未特定焦虑障碍临床路径 □ 饮食 □ 精神科监护 □ 抗精神病药物治疗监测 □ 抗焦虑药物及其他辅助药物 □ 改善认知功能药物 □ 物理治疗 □ 康复治疗 □ 精神科其他常用治疗 □ 风险防范措施	长期医嘱： □ 焦虑障碍护理常规 □ 级别护理 □ 入未特定焦虑障碍临床路径 □ 饮食 □ 精神科监护 □ 抗精神病药物治疗监测 □ 抗焦虑药物及其他辅助药物 □ 改善认知功能药物 □ 物理治疗 □ 康复治疗 □ 精神科其他常用治疗 □ 风险防范措施 □ 留陪侍人	长期医嘱： □ 焦虑障碍护理常规 □ 级别护理 □ 入未特定焦虑障碍临床路径 □ 饮食 □ 精神科监护 □ 抗精神病药物治疗监测 □ 抗焦虑药物及其他辅助药物 □ 改善认知功能药物 □ 物理治疗 □ 康复治疗 □ 精神科其他常用治疗 □ 风险防范措施 □ 留陪侍人 □ 依据病情需要下达

续表

重点医嘱	□ 留陪侍人 □ 依据病情需要下达 **临时医嘱:** □ 血细胞分析 □ 尿液检查 □ 血生化 □ 泌乳素 □ 心电图 □ 临床评估量表 □ 社会功能评估量表 □ 心理治疗 □ 依据病情需要下达 □ 对症处理药物副作用	□ 依据病情需要下达 **临时医嘱:** □ 血细胞分析 □ 尿液检查 □ 血生化 □ 泌乳素 □ 心电图 □ 临床评估量表 □ 社会功能评估量表 □ 心理治疗 □ 依据病情需要下达 □ 对症处理药物副作用	**临时医嘱:** □ 血细胞分析 □ 尿液检查 □ 血生化 □ 泌乳素 □ 心电图 □ 临床评估量表 □ 社会功能评估量表 □ 心理治疗 □ 依据病情需要下达 □ 对症处理药物副作用
心理治疗	□ 阶段性评估 □ 团体心理治疗 □ 各种适合的心理治疗	□ 阶段性评估 □ 团体心理治疗 □ 各种适合的心理治疗	□ 阶段性评估 □ 团体心理治疗 □ 各种适合的心理治疗
康复治疗	□ 适宜的康复治疗	□ 适宜的康复治疗	□ 适宜的康复治疗
病情变异记录	□ 无　□有，原因: 1. 2.	□ 无　□有，原因: 1. 2.	□ 无　□有，原因: 1. 2.
医师签名			

时间	拟出院前 1~2 天		出院当天
主要医疗工作	□ 出院前临床评估量表、社会功能评估量表、风险评估 □ 完成出院前心理治疗 □ 制定、安排出院后门诊随访治疗计划（急性期、巩固期） □ 安排好出院后复诊时间及预约挂号		□ 填写出院手续 □ 完成出院病历 □ 填写出院登记表 □ 强调院外随访门诊规范化诊疗流程及注意事项
重点医嘱	**长期医嘱:** □ 焦虑障碍护理常规 □ 级别护理 □ 入未特定焦虑障碍临床路径 □ 饮食 □ 精神科监护 □ 抗精神病药物治疗监测 □ 抗焦虑药物及其他辅助药物		**临时医嘱:** □ 今日出院 □ 依据病情需要下达

续表

重点 医嘱	□ 改善认知功能药物 □ 物理治疗 □ 康复治疗 □ 精神科其他常用治疗 □ 风险防范措施 □ 留陪侍人 □ 依据病情需要下达 **临时医嘱：** □ 血细胞分析 □ 尿液检查 □ 血生化 □ 泌乳素 □ 心电图 □ 临床评估量表 □ 社会功能评估量表 □ 心理治疗 □ 依据病情需要下达 □ 对症处理药物副作用	
心理 治疗	□ 出院心理评估、心理治疗小结 □ 出院后心理康复计划形成	
康复 治疗	□ 适宜的康复治疗	
病情变 异记录	□ 无　□有，原因： 1. 2.	□ 无　□有，原因： 1. 2.
医师 签名		

（二）患者版临床路径表单

未特定焦虑障碍患者版临床路径表单

科别：　　　　姓名：　　　　住院号：　　　　路径名称：

日期	住院前 3 天		
医生的工作	□ 安排签署知情同意书及各项协议书 □ 病史采集、体格、神经系统检查、精神状况检查、风险评估等 □ 安排相关实验室、影像学等检查 □ 安排症状、社会心理因素测评等	□ 上级医师查房，确定诊断、制定综合治疗方案 □ 风险评估、完成入院记录及次上级医师查房记录 □ 安排完善各项检查，查看化验结果，及时处理有临床意义的异常结果，并向患者或家属说明各项检查结果。	□ 上级医师查房，向患者及家属进一步了解病史及病情，核实诊断，完善修订治疗方案 □ 风险评估 □ 完成病程记录

续表

医生的工作	☐ 初步诊断,提出初步治疗计划 ☐ 进行住院指导、完成首次心理治疗 ☐ 完成首次病程记录(入院 8 小时内)	☐ 按需安排心理治疗、物理治疗	
护士的工作	☐ 费用讲解、诊疗安排告知 ☐ 护理评估、护理量表、制订护理计划 ☐ 级别护理、入院宣传教育、执行治疗方案 ☐ 观察进食和睡眠情况、患者安全和治疗情况及患者用药情况和药物不良反应,评估治疗依从性 ☐ 床边查房、安全检查、室内监护、心理护理、保证入量、清洁卫生 ☐ 睡眠护理、书写记录、床旁交接班	☐ 评估病情变化、调整护理计划 ☐ 级别护理、执行治疗方案 ☐ 观察进食和睡眠情况、患者安全和治疗情况及患者用药情况和药物不良反应,评估治疗依从性 ☐ 床边查房、安全检查、室内监护、心理护理 ☐ 健康教育、行为康复训练、保证入量、清洁卫生、睡眠护理、书写记录、床旁交接班	☐ 评估病情变化、调整护理计划 ☐ 级别护理、执行治疗方案 ☐ 观察进食和睡眠情况、患者安全和治疗情况及患者用药情况和药物不良反应,评估治疗依从性 ☐ 床边查房、安全检查、室内监护、心理护理 ☐ 健康教育、行为康复训练、保证入量、清洁卫生、睡眠护理、书写记录、床旁交接班
患者及家属的工作	☐ 签署知情同意书及各项协议书 ☐ 了解相关费用,配合医护完成病史采集、精神状况检查及相关检查 ☐ 配合医护完成风险及症状学、社会心理因素测查及护理评估等 ☐ 配合医护宣教工作,了解疾病相关知识、诊疗计划及预期结局 ☐ 配合医护完成首次心理治疗 ☐ 开放病区家属履行安全陪护职责 ☐ 遵守医院各项制度	☐ 配合各项检查及治疗 ☐ 及时反映病情变化及相关问题 ☐ 理解治疗情况 ☐ 及时与医护沟通,配合处理各类医疗相关问题 ☐ 配合心理评估、治疗及物理治疗 ☐ 配合健康教育、行为康复训练 ☐ 开放病区家属履行安全陪护职责 ☐ 对开放病区有冲动伤人及不能配合治疗的患者,家属应配合及时转入封闭病区 ☐ 患者并发严重躯体疾病需要及时治疗的,家属应配合及时转科或转院治疗 ☐ 遵守医院各项制度	☐ 配合各项检查及治疗 ☐ 及时反映病情变化及相关问题、理解治疗情况 ☐ 及时与医护沟通,配合处理各类医疗相关问题 ☐ 配合心理评估及治疗及物理治疗 ☐ 配合健康教育、行为康复训练 ☐ 开放病区家属履行安全陪护职责 ☐ 遵守医院各项制度

续表

日期	住院第4天~出院前2天	拟出院前1~2天	出院当天
医生的工作	□ 三级医生查房，根据病情、实验室检查及评估调整治疗方案 □ 完成病程记录 □ 按路径相关要求复查相关检查及评估 □ 评估检查结果，及时复查有临床意义的异常项目，必要时请相关科室会诊，执行会诊意见或转诊 □ 向患者及家属交代病情	□ 出院前安排相关检查、病情评估、完成出院前心理治疗 □ 制定、安排出院后门诊随访及治疗计划（急性期、巩固期、维持期）	□ 填写出院手续 □ 完成出院病历 □ 填写出院登记表 □ 强调院外执行门诊随访计划、治疗方案及注意事项
护士的工作	□ 护理量表、评估病情变化 □ 调整及执行护理计划 □ 级别护理、执行治疗方案 □ 观察患者进食和睡眠情况、安全和治疗情况、用药情况及药物不良反应。评估治疗依从性 □ 床边查房、安全检查、室内监护、心理护理、健康教育、行为康复训练 □ 保证入量、清洁卫生、睡眠护理、书写记录、床旁交接班	□ 护理量表、评估病情变化 □ 调整及执行护理计划、级别护理 □ 执行治疗方案、 □ 观察患者进食和睡眠情况、安全和治疗情况、用药情况及药物不良反应。评估治疗依从性 □ 床边查房、安全检查、室内监护、心理护理、健康教育、行为康复训练 □ 保证入量、清洁卫生、睡眠护理、书写记录、床旁交接班	□ 病人满意度 □ 出院护理指导
患者及家属的工作	□ 配合各项检查及治疗 □ 及时反映病情变化 □ 理解治疗情况 □ 及时与医护沟通 □ 配合处理各类医疗相关问题 □ 了解检查及测评结果 □ 配合会诊并执行会诊意见 □ 配合心理评估及治疗、物理治疗 □ 配合健康教育、行为康复训练 □ 对开放病区有冲动伤人及不能配合治疗的患者，家属应配合及时转入封闭病区 □ 患者并发严重躯体疾病需要及时治疗的，家属应配合及时转科或转院治疗 □ 封闭病区按要求探视患者、积极与医护沟通 □ 遵守医院各项制度	□ 配合完成出院前复查及心理评估 □ 了解目前治疗情况 □ 配合完成出院前心理治疗 □ 了解出院后随访及治疗计划	□ 办理出院手续 □ 知晓随访日期及随访治疗计划

五、强迫性障碍临床路径表单

（一）医师版临床路径表单

强迫性障碍医师版临床路径表单

适用对象：第一诊断为：ICD-10 F42 强迫性障碍

患者姓名：_____ 性别：_____ 年龄：_____ 门诊号：_____ 住院号：_____

住院日期：_____年___月___日 出院日期：___年___月___日 标准住院日：≤42 天

时间	住院第 1 天	住院第 2 天	住院第 3 天
主要诊疗工作	□ 签署知情同意书及各项协议书 □ 病史采集，体格、神经系统检查、精神状况检查 □ 临床评估，社会功能评估，社会心理因素评估，认知功能检查、人格特征及行为模式的评估、风险评估 □ 了解患者及家属关注问题、进行住院指导 □ 初步诊断，提出初步治疗计划 □ 完成首次心理治疗 □ 完成首次病程记录（入院 8 小时内）	□ 上级医师查房，向患者及家属进一步了解病史及病情，确定诊断、制定综合治疗方案 □ 风险评估 □ 完成入院记录（入院 24 小时内） □ 完成首次上级医师查房记录（入院 48 小时内） □ 心理及康复治疗方案确定	□ 上级医师查房，向患者及家属进一步了解病史及病情，核实诊断，完善修订治疗方案 □ 风险评估 □ 完成病程记录 □ 心理及康复治疗方案确定
重点医嘱	长期医嘱： □ 强迫性障碍护理常规 □ 级别护理 □ 入强迫性障碍临床路径 □ 饮食 □ 精神科监护 □ 抗精神病药物治疗监测 □ 抗焦虑、抗抑郁药物及其他辅助药物 □ 改善认知功能药物 □ 物理治疗 □ 康复治疗 □ 精神科其他常用治疗 □ 风险防范措施 □ 留陪侍人 □ 依据病情需要下达 临时医嘱： □ 首诊精神病检查 □ 血细胞分析 □ 尿液检查	长期医嘱： □ 强迫性障碍护理常规 □ 级别护理 □ 入强迫性障碍临床路径 □ 饮食 □ 精神科监护 □ 抗精神病药物治疗监测 □ 抗焦虑、抗抑郁药物及其他辅助药物 □ 改善认知功能药物 □ 物理治疗 □ 康复治疗 □ 精神科其他常用治疗 □ 风险防范措施 □ 留陪侍人 □ 依据病情需要下达 临时医嘱： □ 依据病情需要下达 □ 对症处理药物副作用 □ 心理治疗	长期医嘱： □ 强迫性障碍护理常规 □ 级别护理 □ 入强迫性障碍临床路径 □ 饮食 □ 精神科监护 □ 抗精神病药物治疗监测 □ 抗焦虑、抗抑郁药物及其他辅助药物 □ 改善认知功能药物 □ 物理治疗 □ 康复治疗 □ 精神科其他常用治疗 □ 风险防范措施 □ 留陪侍人 □ 依据病情需要下达 临时医嘱： □ 依据病情需要下达 □ 对症处理药物副作用 □ 心理治疗

续表

重点医嘱	□ 粪便常规检查 □ 血生化 □ 内分泌检查 □ 感染性疾病筛查 □ 电生理检查 □ 影像学检查 □ 临床评估量表 □ 社会功能评估量表 □ 社会心理因素评估量表 □ 认知功能检查 □ 人格量表 □ 行为量表 □ 心理治疗 □ 依据病情需要下达		
心理治疗	□ 初始访谈 □ 收集患者资料	□ 参加医师查房 □ 心理治疗	□ 参加三级医师查房 □ 诊断评估 □ 心理治疗
康复治疗		□ 适宜的康复治疗	□ 适宜的康复治疗
病情变异记录	□ 无 □有，原因： 1. 2.	□ 无 □有，原因： 1. 2.	□ 无 □有，原因： 1. 2.
医师签名			
时间	住院第4～7天	住院第8～14天	住院第15～42天
主要诊疗工作	□ 三级医生查房，根据病情调整治疗方案 □ 完成病程记录 □ 复查临床评估量表、社会功能评估量表 □ 风险评估 □ 复查血细胞分析、尿液检查、血生化、泌乳素、心电图 □ 评估辅助检查结果，结合临床随时复查有临床意义的异常项目，必要时请相关科室会诊或转诊	□ 三级医生查房，根据病情调整治疗方案 □ 完成病程记录 □ 复查临床评估量表、社会功能评估量表 □ 风险评估 □ 复查血细胞分析、尿液检查、血生化、泌乳素、心电图 □ 评估辅助检查结果，结合临床随时复查有临床意义的异常项目，必要时请相关科室会诊或转诊	□ 三级医生查房，根据病情调整治疗方案 □ 完成病程记录 □ 复查临床评估量表、社会功能评估量表 □ 风险评估 □ 复查血细胞分析、尿液检查、血生化、泌乳素、心电图 □ 评估辅助检查结果，结合临床随时复查有临床意义的异常项目，必要时请相关科室会诊或转诊 □ 心理及康复治疗方案确定

续表

主要诊疗工作	□ 心理及康复治疗方案确定 □ 向患者及家属交代病情	□ 心理及康复治疗方案确定 □ 向患者及家属交代病情	□ 向患者及家属交代病情
重点医嘱	**长期医嘱：** □ 强迫性障碍护理常规 □ 级别护理 □ 入强迫性障碍临床路径 □ 饮食 □ 精神科监护 □ 抗精神病药物治疗监测 □ 抗焦虑、抗抑郁药物及其他辅助药物 □ 改善认知功能药物 □ 物理治疗 □ 康复治疗 □ 精神科其他常用治疗 □ 风险防范措施 □ 留陪侍人 □ 依据病情需要下达 **临时医嘱：** □ 血细胞分析 □ 尿液检查 □ 血生化 □ 泌乳素 □ 心电图 □ 临床评估量表 □ 社会功能评估量表 □ 心理治疗 □ 依据病情需要下达 □ 对症处理药物副作用	**长期医嘱：** □ 强迫性障碍护理常规 □ 级别护理 □ 入强迫性障碍临床路径 □ 饮食 □ 精神科监护 □ 抗精神病药物治疗监测 □ 抗焦虑、抗抑郁药物及其他辅助药物 □ 改善认知功能药物 □ 物理治疗 □ 康复治疗 □ 精神科其他常用治疗 □ 风险防范措施 □ 留陪侍人 □ 依据病情需要下达 **临时医嘱：** □ 血细胞分析 □ 尿液检查 □ 血生化 □ 泌乳素 □ 心电图 □ 临床评估量表 □ 社会功能评估量表 □ 心理治疗 □ 依据病情需要下达 □ 对症处理药物副作用	**长期医嘱：** □ 强迫性障碍护理常规 □ 级别护理 □ 入强迫性障碍临床路径 □ 饮食 □ 精神科监护 □ 抗精神病药物治疗监测 □ 抗焦虑、抗抑郁药物及其他辅助药物 □ 改善认知功能药物 □ 物理治疗 □ 康复治疗 □ 精神科其他常用治疗 □ 风险防范措施 □ 留陪侍人 □ 依据病情需要下达 **临时医嘱：** □ 血细胞分析 □ 尿液检查 □ 血生化 □ 泌乳素 □ 心电图 □ 临床评估量表 □ 社会功能评估量表 □ 心理治疗 □ 依据病情需要下达 □ 对症处理药物副作用
心理治疗	□ 阶段性评估 □ 团体心理治疗 □ 各种适合的心理治疗	□ 阶段性评估 □ 团体心理治疗 □ 各种适合的心理治疗	□ 阶段性评估 □ 团体心理治疗 □ 各种适合的心理治疗
康复治疗	□ 适宜的康复治疗	□ 适宜的康复治疗	□ 适宜的康复治疗
病情变异记录	□ 无 □ 有，原因： 1. 2.	□ 无 □ 有，原因： 1. 2.	□ 无 □ 有，原因： 1. 2.
医师签名			

续表

时间	拟出院前1～2天	出院当天
主要医疗工作	□ 出院前临床评估量表、社会功能评估量表、风险评估 □ 完成出院前心理治疗 □ 制定、安排出院后门诊随访治疗计划（急性期、巩固期） □ 安排好出院后复诊时间及预约挂号 □ 心理及康复治疗方案确定	□ 填写出院手续 □ 完成出院病历 □ 填写出院登记表 □ 强调院外随访门诊规范化诊疗流程及注意事项
重点医嘱	**长期医嘱：** □ 强迫性障碍护理常规 □ 级别护理 □ 入强迫性障碍临床路径 □ 饮食 □ 精神科监护 □ 抗精神病药物治疗监测 □ 抗焦虑、抗抑郁药物及其他辅助药物 □ 改善认知功能药物 □ 物理治疗 □ 康复治疗 □ 精神科其他常用治疗 □ 风险防范措施 □ 留陪侍人 □ 依据病情需要下达 **临时医嘱：** □ 血细胞分析 □ 尿液检查 □ 血生化 □ 泌乳素 □ 心电图 □ 临床评估量表 □ 社会功能评估量表 □ 心理治疗 □ 依据病情需要下达 □ 对症处理药物副作用	**临时医嘱：** □ 今日出院 □ 依据病情需要下达
心理治疗	□ 出院心理评估、心理治疗小结 □ 出院后心理康复计划形成	
康复治疗	□ 适宜的康复治疗	
病情变异记录	□ 无　□有，原因： 1. 2.	□ 无　□有，原因： 1. 2.
医师签名		

（二）患者版临床路径表单

强迫性障碍患者版临床路径表单

科别：　　　　姓名：　　　　住院号：　　　　路径名称：

日期	住院前 3 天		
医生的工作	□ 安排签署知情同意书及各项协议书 □ 病史采集、体格、神经系统检查、精神状况检查、风险评估等 □ 安排相关实验室、影像学等检查 □ 安排症状、社会心理因素测评等 □ 初步诊断，提出初步治疗计划 □ 进行住院指导、完成首次心理治疗 □ 完成首次病程记录（入院 8 小时内）	□ 上级医师查房，确定诊断、制定综合治疗方案 □ 风险评估、完成入院记录及次上级医师查房记录 □ 安排完善各项检查，查看化验结果，及时处理有临床意义的异常结果，并向患者或家属说明各项检查结果。 □ 按需安排心理治疗、物理治疗	□ 上级医师查房，向患者及家属进一步了解病史及病情，核实诊断，完善修订治疗方案 □ 风险评估 □ 完成病程记录
护士的工作	□ 费用讲解、诊疗安排告知 □ 护理评估、护理量表、制订护理计划 □ 级别护理、入院宣传教育、执行治疗方案 □ 观察进食和睡眠情况、患者安全和治疗情况及患者用药情况和药物不良反应，评估治疗依从性 □ 床边查房、安全检查、室内监护、心理护理、保证入量、清洁卫生 □ 睡眠护理、书写记录、床旁交接班	□ 评估病情变化、调整护理计划 □ 级别护理、执行治疗方案 □ 观察进食和睡眠情况、患者安全和治疗情况及患者用药情况和药物不良反应，评估治疗依从性 □ 床边查房、安全检查、室内监护、心理护理 □ 健康教育、行为康复训练、保证入量、清洁卫生、睡眠护理、书写记录、床旁交接班	□ 评估病情变化、调整护理计划 □ 级别护理、执行治疗方案 □ 观察进食和睡眠情况、患者安全和治疗情况及患者用药情况和药物不良反应，评估治疗依从性 □ 床边查房、安全检查、室内监护、心理护理 □ 健康教育、行为康复训练、保证入量、清洁卫生、睡眠护理、书写记录、床旁交接班
患者及家属的工作	□ 签署知情同意书及各项协议书 □ 了解相关费用，配合医护完成病史采集、精神状况检查及相关检查 □ 配合医护完成风险及症状学、社会心理因素测查及护理评估等 □ 配合医护宣教工作，了解疾病相关知识、诊疗计划及预期结局	□ 配合各项检查及治疗 □ 及时反映病情变化及相关问题 □ 理解治疗情况 □ 及时与医护沟通，配合处理各类医疗相关问题 □ 配合心理评估、治疗及物理治疗 □ 配合健康教育、行为康复训练	□ 配合各项检查及治疗 □ 及时反映病情变化及相关问题、 □ 理解治疗情况 □ 及时与医护沟通，配合处理各类医疗相关问题 □ 配合心理评估及治疗及物理治疗 □ 配合健康教育、行为康复训练

续表

患者及家属的工作	□ 配合医护完成首次心理治疗 □ 开放病区家属履行安全陪护职责 □ 遵守医院各项制度	□ 开放病区家属履行安全陪护职责 □ 对开放病区有冲动伤人及不能配合治疗的患者，家属应配合及时转入封闭病区 □ 患者并发严重躯体疾病需要及时治疗的，家属应配合及时转科或转院治疗 □ 遵守医院各项制度	□ 开放病区家属履行安全陪护职责 □ 遵守医院各项制度
日期	住院第4天～出院前2天	拟出院前1～2天	出院当天
医生的工作	□ 三级医生查房，根据病情、实验室检查及评估调整治疗方案 □ 完成病程记录 □ 按路径相关要求复查相关检查及评估 □ 评估检查结果，及时复查有临床意义的异常项目，必要时请相关科室会诊，执行会诊意见或转诊 □ 向患者及家属交代病情	□ 出院前安排相关检查、病情评估、完成出院前心理治疗 □ 制定、安排出院后门诊随访及治疗计划（急性期、巩固期、维持期）	□ 填写出院手续 □ 完成出院病历 □ 填写出院登记表 □ 强调院外执行门诊随访计划、治疗方案及注意事项
护士的工作	□ 护理量表、评估病情变化 □ 调整及执行护理计划 □ 级别护理、执行治疗方案 □ 观察患者进食和睡眠情况、安全和治疗情况、用药情况及药物不良反应。评估治疗依从性 □ 床边查房、安全检查、室内监护、心理护理、健康教育、行为康复训练 □ 保证入量、清洁卫生、睡眠护理、书写记录、床旁交接班	□ 护理量表、评估病情变化 □ 调整及执行护理计划、级别护理 □ 执行治疗方案、 □ 观察患者进食和睡眠情况、安全和治疗情况、用药情况及药物不良反应。评估治疗依从性 □ 床边查房、安全检查、室内监护、心理护理、健康教育、行为康复训练 □ 保证入量、清洁卫生、睡眠护理、书写记录、床旁交接班	□ 病人满意度 □ 出院护理指导
患者及家属的工作	□ 配合各项检查及治疗 □ 及时反映病情变化 □ 理解治疗情况 □ 及时与医护沟通 □ 配合处理各类医疗相关问题 □ 了解检查及测评结果 □ 配合会诊并执行会诊意见 □ 配合心理评估及治疗、物理治疗	□ 配合完成出院前复查及心理评估 □ 了解目前治疗情况 □ 配合完成出院前心理治疗 □ 了解出院后随访及治疗计划	□ 办理出院手续 □ 知晓随访日期及随访治疗计划

续表

患者及家属的工作	□ 配合健康教育、行为康复训练 □ 对开放病区有冲动伤人及不能配合治疗的患者,家属应配合及时转入封闭病区 □ 患者并发严重躯体疾病需要及时治疗的,家属应配合及时转科或转院治疗 □ 封闭病区按要求探视患者、积极与医护沟通 □ 遵守医院各项制度		

六、伴躯体疾病焦虑障碍临床路径表单

(一)医师版临床路径表单

适用对象:第一诊断为:ICD-10 F40 恐怖性焦虑障碍、F41 其他焦虑障碍、F42 强迫性障碍,伴有需要特殊检查或处理且影响第一诊断临床路径流程实施及增加住院费用、延长住院日的躯体疾病。

患者姓名:_____ 性别:_____ 年龄:_____ 门诊号:_____ 住院号:_____
住院日期:年___月___日 出院日期:年___月___日 标准住院日:≤28 天

时间	住院第 1 天	住院第 2 天	住院第 3 天
主要诊疗工作	□ 签署知情同意书及各项协议书 □ 病史采集,体格、神经系统检查,精神状况检查 □ 临床评估,社会功能评估,社会心理因素评估,认知功能检查、人格特征及行为模式的评估、风险评估 □ 了解患者及家属关注问题、进行住院指导 □ 初步诊断,提出初步治疗计划 □ 完成首次心理治疗 □ 完成首次病程记录(入院 8 小时内) □ 对症处理药物副作用	□ 上级医师查房,向患者及家属进一步了解病史及病情,确定诊断、制定综合治疗方案 □ 风险评估 □ 完成入院记录(入院 24 小时内) □ 完成首次上级医师查房记录(入院 48 小时内) □ 对症处理药物副作用	□ 上级医师查房,向患者及家属进一步了解病史及病情,核实诊断,完善修订治疗方案 □ 风险评估 □ 完成病程记录 □ 对症处理药物副作用
重点医嘱	长期医嘱: □ 焦虑障碍护理常规 □ 级别护理 □ 入伴躯体疾病焦虑障碍临床路径 □ 饮食 □ 精神科监护 □ 抗精神病药物治疗监测	长期医嘱: □ 焦虑障碍护理常规 □ 级别护理 □ 入伴躯体疾病焦虑障碍临床路径 □ 饮食 □精神科监护	长期医嘱: □ 焦虑障碍护理常规 □ 级别护理 □ 入伴躯体疾病焦虑障碍临床路径 □ 饮食 □ 精神科监护

续表

重点医嘱	☐ 抗焦虑药物及其他辅助药物 ☐ 改善认知功能药物 ☐ 躯体疾病用药 ☐ 物理治疗 ☐ 康复治疗 ☐ 精神科其他常用治疗 ☐ 风险防范措施 ☐ 留陪侍人 ☐ 依据病情需要下达 **临时医嘱:** ☐ 首诊精神病检查 ☐ 血细胞分析 ☐ 尿液检查 ☐ 粪便常规检查 ☐ 血生化 ☐ 内分泌检查 ☐ 感染性疾病筛查 ☐ 电生理检查 ☐ 影像学检查 ☐ 临床评估量表 ☐ 社会功能评估量表 ☐ 社会心理因素评估量表 ☐ 认知功能检查 ☐ 人格量表 ☐ 行为量表 ☐ 心理治疗 ☐ 依据病情需要下达	☐ 抗精神病药物治疗监测 ☐ 抗焦虑药物及其他辅助药物 ☐ 改善认知功能药物 ☐ 躯体疾病用药 ☐ 物理治疗 ☐ 康复治疗 ☐ 精神科其他常用治疗 ☐ 风险防范措施 ☐ 留陪侍人 ☐ 依据病情需要下达 **临时医嘱:** ☐ 依据病情需要下达 ☐ 复查异常化验 ☐ 对症处理药物副作用 ☐ 心理治疗	☐ 抗精神病药物治疗监测 ☐ 抗焦虑药物及其他辅助药物 ☐ 改善认知功能药物 ☐ 躯体疾病用药 ☐ 物理治疗 ☐ 康复治疗 ☐ 精神科其他常用治疗 ☐ 风险防范措施 ☐ 留陪侍人 ☐ 依据病情需要下达 **临时医嘱:** ☐ 依据病情需要下达 ☐ 复查异常化验 ☐ 对症处理药物副作用 ☐ 心理治疗
心理治疗	☐ 初始访谈 ☐ 收集患者资料	☐ 参加医师查房 ☐ 心理治疗	☐ 参加三级医师查房 ☐ 诊断评估 ☐ 心理治疗
康复治疗		☐ 适宜的康复治疗	☐ 适宜的康复治疗
病情变异记录	☐ 无 ☐ 有,原因: 1. 2.	☐ 无 ☐ 有,原因: 1. 2.	☐ 无 ☐ 有,原因: 1. 2.
医师签名			

续表

时间	住院第 4～7 天	住院第 8～14 天	住院第 15～28 天
主要诊疗工作	□ 三级医生查房，根据病情调整治疗方案 □ 完成病程记录 □ 复查临床评估表、社会功能评估量表 □ 风险评估 □ 复查血细胞分析、尿液检查、血生化、泌乳素、心电图 □ 评估辅助检查结果，结合临床随时复查有临床意义的异常项目，必要时请相关科室会诊或转诊 □ 心理及康复治疗方案确定 □ 向患者及家属交代病情	□ 三级医生查房，根据病情调整治疗方案 □ 完成病程记录 □ 复查临床评估表、社会功能评估量表 □ 风险评估 □ 复查血细胞分析、尿液检查、血生化、泌乳素、心电图 □ 评估辅助检查结果，结合临床随时复查有临床意义的异常项目，必要时请相关科室会诊或转诊 □ 心理及康复治疗方案确定 □ 向患者及家属交代病情	□ 三级医生查房，根据病情调整治疗方案 □ 完成病程记录 □ 复查临床评估量表、社会功能评估量表 □ 风险评估 □ 复查血细胞分析、尿液检查、血生化、泌乳素、心电图 □ 评估辅助检查结果，结合临床随时复查有临床意义的异常项目，必要时请相关科室会诊或转诊 □ 心理及康复治疗方案确定 □ 向患者及家属交代病情 □ 完成出院心理治疗
重点医嘱	长期医嘱： □ 焦虑障碍护理常规 □ 级别护理 □ 入伴躯体疾病焦虑障碍临床路径 □ 饮食 □ 精神科监护 □ 抗精神病药物治疗监测 □ 抗抑郁药物及其他辅助药物 □ 改善脑功能药物 □ 躯体疾病用药 □ 物理治疗 □ 康复治疗 □ 精神科其他常用治疗 □ 风险防范措施 □ 留陪侍人 □ 依据病情需要下达 临时医嘱： □ 血细胞分析 □ 尿液检查 □ 血生化 □ 泌乳素 □ 心电图	长期医嘱： □ 焦虑障碍护理常规 □ 级别护理 □ 入伴躯体疾病焦虑障碍临床路径 □ 饮食 □ 精神科监护 □ 抗精神病药物治疗监测 □ 抗抑郁药物及其他辅助药物 □ 改善脑功能药物 □ 躯体疾病用药 □ 物理治疗 □ 康复治疗 □ 精神科其他常用治疗 □ 风险防范措施 □ 留陪侍人 □ 依据病情需要下达 临时医嘱： □ 血细胞分析 □ 尿液检查 □ 血生化 □ 泌乳素 □ 心电图	长期医嘱： □ 焦虑障碍护理常规 □ 级别护理 □ 入伴躯体疾病焦虑障碍临床路径 □ 饮食 □ 精神科监护 □ 抗精神病药物治疗监测 □ 抗抑郁药物及其他辅助药物 □ 改善脑功能药物 □ 躯体疾病用药 □ 物理治疗 □ 康复治疗 □ 精神科其他常用治疗 □ 风险防范措施 □ 留陪侍人 □ 依据病情需要下达 临时医嘱： □ 血细胞分析 □ 尿液检查 □ 血生化 □ 泌乳素 □ 心电图 □ 临床评估量表

续表

重点医嘱	□ 临床评估量表 □ 社会功能评估量表 □ 心理治疗 □ 依据病情需要下达 □ 对症处理药物副作用	□ 临床评估量表 □ 社会功能评估量表 □ 心理治疗 □ 依据病情需要下达 □ 对症处理药物副作用	□ 社会功能评估量表 □ 心理治疗 □ 依据病情需要下达 □ 对症处理药物副作用
心理治疗	□ 阶段性评估 □ 团体心理治疗 □ 各种适合的心理治疗	□ 阶段性评估 □ 团体心理治疗 □ 各种适合的心理治疗	□ 阶段性评估 □ 团体心理治疗 □ 各种适合的心理治疗
康复治疗	□ 适宜的康复治疗	□ 适宜的康复治疗	□ 适宜的康复治疗
病情变异记录	□ 无 □有，原因： 1. 2.	□ 无 □有，原因： 1. 2.	□ 无 □有，原因： 1. 2.
医师签名			

时间	拟出院前1~2天	出院当天
主要医疗工作	□ 出院前临床评估量表、社会功能评估量表、风险评估 □ 完成出院前心理治疗 □ 制定、安排出院后门诊随访治疗计划（急性期、巩固期） □ 安排好出院后复诊时间及预约挂号 □ 心理及康复治疗方案确定	□ 填写出院手续 □ 完成出院病历 □ 填写出院登记表 □ 强调院外随访门诊规范化诊疗流程及注意事项
重点医嘱	**长期医嘱：** □ 焦虑障碍护理常规 □ 级别护理 □ 入伴躯体疾病焦虑障碍临床路径 □ 饮食 □ 精神科监护 □ 抗精神病药物治疗监测 □ 抗抑郁药及其他辅助药物 □ 改善认知功能药物 □ 躯体疾病用药 □ 物理治疗 □ 康复治疗 □ 精神科其他常用治疗 □ 风险防范措施 □ 留陪侍人 □ 依据病情需要下达 **临时医嘱：** □ 血细胞分析 □ 尿液检查	**临时医嘱：** □ 今日出院 □ 依据病情需要下达

续表

重点医嘱	☐ 血生化 ☐ 泌乳素 ☐ 心电图 ☐ 临床评估量表 ☐ 社会功能评估量表 ☐ 心理治疗 ☐ 依据病情需要下达 ☐ 对症处理药物副作用	
心理治疗	☐ 出院心理评估、心理治疗小结 ☐ 出院后心理康复计划形成	
康复治疗	☐ 适宜的康复治疗	
病情变异 记录	☐ 无 ☐ 有，原因： 1. 2.	☐ 无 ☐ 有，原因： 1. 2.
医师签名		

（二）患者版临床路径表单

伴躯体疾病焦虑障碍患者版临床路径表单

科别：　　　　姓名：　　　　住院号：　　　　路径名称：

日期	住院前3天		
医生的工作	☐ 安排签署知情同意书及各项协议书 ☐ 病史采集、体格、神经系统检查、精神状况检查、风险评估等 ☐ 安排相关实验室、影像学等检查 ☐ 安排症状、社会心理因素测评等 ☐ 初步诊断，提出初步治疗计划 ☐ 进行住院指导、完成首次心理治疗 ☐ 完成首次病程记录（入院8小时内）	☐ 上级医师查房，确定诊断、制定综合治疗方案 ☐ 风险评估、完成入院记录及次上级医师查房记录 ☐ 安排完善各项检查，查看化验结果，及时处理有临床意义的异常结果，并向患者或家属说明各项检查结果。 ☐ 按需安排心理治疗、物理治疗	☐ 上级医师查房，向患者及家属进一步了解病史及病情，核实诊断，完善修订治疗方案 ☐ 风险评估 ☐ 完成病程记录

续表

护士的工作	□ 费用讲解、诊疗安排告知 □ 护理评估、护理量表、制订护理计划 □ 级别护理、入院宣传教育、执行治疗方案 □ 观察进食和睡眠情况、患者安全和治疗情况及患者用药情况和药物不良反应，评估治疗依从性 □ 床边查房、安全检查、室内监护、心理护理、保证入量、清洁卫生 □ 睡眠护理、书写记录、床旁交接班	□ 评估病情变化、调整护理计划 □ 级别护理、执行治疗方案 □ 观察进食和睡眠情况、患者安全和治疗情况及患者用药情况和药物不良反应，评估治疗依从性 □ 床边查房、安全检查、室内监护、心理护理 □ 健康教育、行为康复训练、保证入量、清洁卫生、睡眠护理、书写记录、床旁交接班	□ 评估病情变化、调整护理计划 □ 级别护理、执行治疗方案 □ 观察进食和睡眠情况、患者安全和治疗情况及患者用药情况和药物不良反应，评估治疗依从性 □ 床边查房、安全检查、室内监护、心理护理 □ 健康教育、行为康复训练、保证入量、清洁卫生、睡眠护理、书写记录、床旁交接班
患者及家属的工作	□ 签署知情同意书及各项协议书 □ 了解相关费用，配合医护完成病史采集、精神状况检查及相关检查 □ 配合医护完成风险与症状学、社会心理因素测查及护理评估等 □ 配合医护宣教工作，了解疾病相关知识、诊疗计划及预期结局 □ 配合医护完成首次心理治疗 □ 开放病区家属履行安全陪护职责 □ 遵守医院各项制度	□ 配合各项检查及治疗 □ 及时反映病情变化及相关问题 □ 理解治疗情况 □ 及时与医护沟通，配合处理各类医疗相关问题 □ 配合心理评估、治疗及物理治疗 □ 配合健康教育、行为康复训练 □ 开放病区家属履行安全陪护职责 □ 对开放病区有冲动伤人及不能配合治疗的患者，家属应配合及时转入封闭病区 □ 患者并发严重躯体疾病需要及时治疗的，家属应配合及时转科或转院治疗 □ 遵守医院各项制度	□ 配合各项检查及治疗 □ 及时反映病情变化及相关问题、理解治疗情况 □ 及时与医护沟通，配合处理各类医疗相关问题 □ 配合心理评估及治疗及物理治疗 □ 配合健康教育、行为康复训练 □ 开放病区家属履行安全陪护职责 □ 遵守医院各项制度
日期	住院第4天～出院前2天	拟出院前1～2天	出院当天
医生的工作	□ 三级医生查房，根据病情、实验室检查及评估调整治疗方案 □ 完成病程记录 □ 按路径相关要求复查相关检查及评估	□ 出院前安排相关检查、病情评估、完成出院前心理治疗 □ 制定、安排出院后门诊随访及治疗计划（急性期、巩固期、维持期）	□ 填写出院手续 □ 完成出院病历 □ 填写出院登记表 □ 强调院外执行门诊随访计划、治疗方案及注意事项

医生的工作	□ 评估检查结果，及时复查有临床意义的异常项目，必要时请相关科室会诊，执行会诊意见或转诊 □ 向患者及家属交代病情		
护士的工作	□ 护理量表、评估病情变化 □ 调整及执行护理计划 □ 级别护理、执行治疗方案 □ 观察患者进食和睡眠情况、安全和治疗情况、用药情况及药物不良反应。评估治疗依从性 □ 床边查房、安全检查、室内监护、心理护理、健康教育、行为康复训练 □ 保证入量、清洁卫生、睡眠护理、书写记录、床旁交接班	□ 护理量表、评估病情变化 □ 调整及执行护理计划、级别护理 □ 执行治疗方案、观察患者进食和睡眠情况、安全和治疗情况、用药情况及药物不良反应。评估治疗依从性 □ 床边查房、安全检查、室内监护、心理护理、健康教育、行为康复训练 □ 保证入量、清洁卫生、睡眠护理、书写记录、床旁交接班	□ 病人满意度 □ 出院护理指导
患者及家属的工作	□ 配合各项检查及治疗 □ 及时反映病情变化 □ 理解治疗情况 □ 及时与医护沟通 □ 配合处理各类医疗相关问题 □ 了解检查及测评结果 □ 配合会诊并执行会诊意见 □ 配合心理评估及治疗、物理治疗 □ 配合健康教育、行为康复训练 □ 对开放病区有冲动伤人及不能配合治疗的患者，家属应配合及时转入封闭病区 □ 患者并发严重躯体疾病需要及时治疗的，家属应配合及时转科或转院治疗 □ 封闭病区按要求探视患者、积极与医护沟通 □ 遵守医院各项制度	□ 配合完成出院前复查及心理评估 □ 了解目前治疗情况 □ 配合完成出院前心理治疗 □ 了解出院后随访及治疗计划	□ 办理出院手续 □ 知晓随访日期及随访治疗计划

第四节 焦虑障碍临床路径知情同意书

临床路径知情同意书强调 "自愿"的原则,对符合路径标准的患者采取临床路径管理模式。具体内容包括:临床路径病种管理的目的及临床路径自愿原则。

临床路径病种管理知情同意书

科室: 住院号:

患者姓名		性别		年龄		病房		床号	
临床诊断									
临床路径名称									

临床路径病种管理目的

临床路径(clinical pathway)是指针对某一疾病建立的一套标准化治疗模式和治疗程序,它是以循证医学证据和诊疗指南为指导形成的临床治疗的综合模式,最终起到规范医疗行为,减少诊疗变异,降低医疗成本,提高医疗质量的作用。

临床路径的标准化诊疗程序是国家卫计委推行,由国家权威专家制定的。其优势在于避免传统诊疗模式下医师诊断、治疗的随意性,即避免了同一疾病在不同地区、不同医院,不同治疗组或者不同医师间出现不同治疗方案的现象。在临床路径病种管理的程序下,您将得到更加规范、科学的医疗服务。

入径相关告知事宜

1. 根据经治医师对您的入院诊断,您符合临床路径准入标准。如您同意,住院期间您将按照相应病种临床路径管理程序接受规范、透明的治疗。

2. 入径后,如您不满意或因病情变异不适合继续接受临床路径管理程序,经治医师会及时终止,并根据您病情的需要采取适宜的治疗措施。

3. 如您对临床路径还不了解或不接受临床路径管理的模式,您有权不入径。您本次住院期间的诊疗不会因此受到任何影响。

如您同意接受临床路径管理,请您配合我们完成临床路径诊疗工作,共同努力使您早日恢复健康。欢迎您对我们的临床路径管理工作进行监督。

患者和其监护人(/陪护人)意见:

我已经对上述知情同意书中的内容有了全面了解。

经慎重考虑,同意(   )/ 不同意(   )接受临床路径管理。(相应括号内打"√")

患者签字: 监护人(/陪护人)签字:

监护人(/陪护人)与患者关系:

医师签字: 护士签字:

签字日期:年   月   日

第五节 焦虑障碍临床路径满意度调查

临床路径满意度调查是在患者出院时,由责任护士向其征求对临床路径全程医疗、护理工作的评价,以及对临床路径实施过程中的意见和建议,主要内容包括指导语和患者对医疗护理工作的评价两部分内容，主要为医护是否按照临床路径实施医疗行为，患者对医护的医疗行为是否满意。

实施临床路径管理患者或家属满意度调查表

1. 住院期间您对医生、护士的服务态度是否满意？

①满意　　　　②不满意

2. 入院后医生和护士是否介绍环境设施、安全、饮食、疾病、用药等知识？

①详细介绍　　②没有介绍

3. 入院期间各项治疗护理工作是否能及时到位？

①及时　　　　②不及时

4. 入院后各项检查和化验能否及时完成？

①及时　　　　②不及时

5. 检查前医生或护理人员会讲解有关注意事项？

①讲解　　　　②不讲解

6. 手术患者，入院后医生和护士能否介绍手术前后的注意事项？

①详细介绍　　②没有介绍

7. 住院期间医生能否按时查房？

①按时　　　　②很少

8. 住院期间护士能够经常巡视病房，向您讲解疾病和康复知识，并指导？

①经常　　　　②很少

9. 护士在为您进行注射、输液、发药等治疗前后，能否和对您的姓名、床号？

①能做到　　　②做不到

10. 您对临床路径是否满意？

①满意　　　　②不满意

调查时间：　　年　　月　　日

第六节　焦虑障碍临床路径质控管理

临床路径管理作为医院管理的重要内容，是一种医疗质量管理的模式，具有持续改进的鲜明特征，必须有固定的组织管理，制定严格的标准并且规范制度，并严格按照制定的标准和制度规范进行标准化的管理才能够顺利进行。PDCA 循环理论作为一种宏观管理模型，运用于临床路径管理实践，能够有效地提高医院管理的水平、规范医疗行为、增进患者满意度，是一种有效的质量管理工具，对于临床路径管理实践顺利开展有着良好的指导作用。

一、临床路径组织管理

参照《临床路径管理指导原则（试行）》建立临床路径三级管理体系。

（一）建立临床路径三级管理体系

1. 医院临床路径管理委员会和临床路径指导评价小组

（1）构成：管理委员会由医院院长和分管医疗工作的副院长分别担任正、副主任，相关职能部门负责人和临床专家任成员；指导评价小组由分管医疗工作的副院长任组长，相关职能部门负责人任成员。

（2）职责

1）管理委员会职责：①制订本医疗机构临床路径开发与实施的规划和相关制度；②协调临床路径开发与实施过程中遇到的问题；③确定实施临床路径的病种；④审核临床路径文本；⑤组织临床路径相关的培训工作；⑥审核临床路径的评价结果与改进措施。

2）临床路径指导评价小组职责：①对临床路径的开发、实施进行技术指导；②制订临床路径的评价指标和评价程序；③对临床路径的实施过程和效果进行评价和分析；④根据评价分析结果提出临床路径管理的改进措施。

2. 科室临床路径实施小组

（1）构成：由科室主任任组长，主管医疗的科室副主任任副组长，该临床科室医疗、护理人员和相关科室人员任成员。

（2）职责：①负责临床路径相关资料的收集、记录和整理；②负责提出科室临床路径病种选择建议，会同相关部门制订临床路径文本；③结合临床路径实施情况，提出临床路径文本的修订建议；④参与临床路径的实施过程和效果评价与分析，并根据临床路径实施的实际情况对科室医疗资源进行合理调整。

3. 临床路径个案管理员

（1）构成：由科室具有副高级以上技术职称的医师担任。

（2）职责：①负责实施小组与管理委员会、指导评价小组的日常联络；②牵头临床路径文本的起草工作；③指导每日临床路径诊疗项目的实施，指导经治医师分析、处理患者变异，加强与患者的沟通；④根据临床路径实施情况，定期汇总、分析本科室医护人员对临床路径修订的建议，并向实施小组报告。

（二）临床路径 PDCA 持续改进管理模式

循环往复的流程是 PDCA 理论的重要特征，其中 P 代表 Plan，主要是指目标方向的确定以及活动计划的确定；D 代表 Do，主要是指实现计划中的内容，并具体运用之；C 代表 Check，主要为检查，明确效果、找出问题，并且将计划的结果予以总结；A 是 Action，主要是行动或处理，总结经验，找出问题，纠正偏差，或是遵循制定好的工作指导书对于检查的结果予以处理，针对不能够处理的问题，在下一个 PDCA 循环进行解决。

1. 计划阶段（plan）

（1）充分利用国家政策导向：2011 年，卫生部提出个体化给药方案的研究与监测为三甲医院评审要求；2013 年，国家卫生计生委办公厅颁发的《国家卫生计生委办公厅关于切实做好临床路径管理工作的通知》明确要求各省级卫生计生行政部门根据本地区的实际，在前期工作的基础上，结合《临床技术操作规范》、《国家基本药物目录》、《临床技术操作规范》、《临床诊疗指南》等，进一步细化焦虑障碍各部分的临床路径表单。

（2）遵循循证医学证据：我们严格遵守循证医学思想，在对现有焦虑障碍医疗评价的基础上，广泛查阅焦虑障碍文献，找出循证医学依据。在临床路径制定原则的指导下，将最新焦虑障碍研究进展结合疾病特点、医院实际选出可行性评估治疗方案。

（3）以笔者所在医院精神疾病临床路径为基础：2010 年山西医科大学第一医院根据文件的指导原则结合精神疾病的特点编制了自己的精神疾病临床路径，并应用于临床检验，在临床试行过程中不断进行总结、反馈、持续改进，进一步完善修订了临床路径。2014 年以山西省卫计委医疗质量控制中心精神卫生质控部为平台，组织有关专家进行讨论，修订并细化精神疾病临床路径为 23 个病种，并编写了《常见精神疾病临床路径》。在此基础上，结合焦虑障碍最新研究进展及患者个性特征，修订了焦虑障碍个性化临床路径。

2. 实施阶段（do）

（1）涉及病种逐步增加：自 2010 年笔者所在医院制定精神疾病临床路径时的 3 个病种 8 个表单，不断改进完善，直至 2014 年修订细化为 23 个精神疾病临床路径，逐步扩大了入径病种。其中，将诊断符合 ICD-10 F40 恐怖性焦虑障碍、F41 其他焦虑障碍者统一纳入"焦虑障碍临床路径"；将诊断符合 ICD-10 F42 强迫性障碍者纳入"强迫性障碍临床路径"。在此基础上，结合患者的个性特征，进行个性化诊疗，把个性化临床路径运用于临床进行检验、总结、反馈、分析、修订。

（2）工作流程逐步完善：医院的流程管理主要在于流程规范和流程优化，流程管理实施步骤为：①界定核心流程；②评价核心流程状况并找出薄弱环节；③流程试运行；④再次评估流程将其应用于临床路径管理，构建临床流程管理实施方案。

3. 监测阶段（check）

（1）重视变异监测：医院实施临床路径管理的过程中很容易出现的一个问题就是路径病种的变异，因此临床路径的变异监测是临床路径质量控制的重要环节。首先明确变异的内涵，然后把变异的指标具体化，加强科室间及科室内各工作人员的协同，重视变异的监测及记录。

（2）完善监测指标：临床路径综合评价的机制需要确保医疗质量、提供医疗服务、保证医疗安全、提高医疗效率、满足患者满意度以及有效地控制费用等。医院临床路径在完善医院以及科室科学合理的考核制度下进行，主要临床路径评价指标有医疗效率指标、医疗效果指标、经济指标、工作量指标、满意度指标。

4. 处理阶段（action）

（1）改进变异分析、处理方法：提高变异管理的品质与效率，探索多种变异管理的手段与方法是解决当前变异分析方法单一的有效途径。可以增加对比研究，将未经改进的病例与改进后的病例对比，研究针对变异的改进对策是否有效。

（2）实施效果反馈：临床路径实施效果反馈是 PDCA 最后环节，就是对在临床路径实施过程中出现的难点和问题予以分析，并相对应地提出解决措施，使临床路径实践进一步优化，对于已发布实施的临床路径的规范性、先进性、科学性及可操作性进行更进一步的完善和论证。最后，对于临床路径管理相关制度进一步予以完善，从而提高临床路径的控制水平和质量管理水平。

二、临床路径质量控制

（一）临床路径质量控制评价指标

1. 医疗效率指标
（1）平均住院日
（2）床位使用率
（3）床位周转率

2. 医疗效果指标

（1）好转率

（2）死亡率

（3）再住院率

（4）医院感染例数

（5）抗生素使用率

3. 经济指标

（1）住院总费用

（2）药品费用

（3）检查费用

（4）病种均费用

4. 工作量指标

（1）出院人数

（2）入径率

（3）完成率

（4）变异完成率

（5）变异退出率

5. 满意度指标

（二）临床路径质量控制方式

1. 基础质量控制　　是临床路径得以不断完善的关键，贯穿于临床路径实施的整个过程。临床路径管理基础质量控制的反馈效果决定了环节质量控制能否持续有效开展。基础质量控制包括相关岗位人员的职责定位及医院工作核心制度、相关工作人员对核心制度的执行力度等。

2. 环节质量控制　　医疗质量就是各医疗环节具体运行的结果，环节质量直接影响整体医疗质量，并提出从系统水平进行环节质量控制、全程质量与重点环节管理相结合、实现医疗环节质量实时监测和控制等建议，通过环节质量控制发现医院重大医疗事故发生率下降，医保控制指标连年较好完成，平均住院天数、药占比等医疗营运指标保持良好态势。

3. 终末质量控制　　终末质量控制是对已经完成的临床路径进行最终的质量控制，是对基础质量控制及环节质量控制的复核。建立并应用一套完整、科学的医疗质量评价反馈体系，对医疗环节质量进行实时监控是提高医疗质量的重要举措，终末质量控制主要评价指标有医疗效率指标、医疗效果指标、经济指标、工作量指标、满意度指标。

第七节　焦虑障碍临床路径信息化管理

一、我国临床路径信息化管理存在的问题

随着数字化医院的建设，电子病历系统、挂号系统、检验科信息系统等医院信息系统已全面普及使用。纸质临床路径自身存在执行不便、填报耗时、统计困难等一系列问题，又无法与现有医院信息系统融合，形成了临床路径的实施瓶颈。在数字化医院全面建设的今天，纸质临床路径显然不能满足医疗信息化的要求，临床路径电子化势在必行。

随着医院 HIS 系统的推广，多数医院已经实现医疗信息化，在此基础上要实现临床路径的信息化，只能在原有 HIS 系统中嵌入路径，限制了临床路径的使用，这样不但提高不了临床路径的使用效率，反而增加了医护人员的负担。目前我国临床路径信息化管理存在的问题如下：

1. 临床路径系统导入功能中没有进行入径的评估，造成很多不符合入径条件的病人进入路径，增加路径的整体变异率。

2. 临床路径系统关键节点管理，需要人工输入，不能按照节点自动过渡，易遗漏工作内容。

3. 临床路径关键质量点控制，是手工流程，是事后流程，无法及时对关键质量点进行管理。

4. 临床路径系统中临床路径变异分析需要临床医生进行人工判断及记录分析；易遗漏或者误判变异。

5. 临床路径系统数据分析统计工作自动化程度低，许多数据都需要二次加工，每月及季度数据统计的工作量都很大。

6. 多数医院信息系统建设多为孤立架构，缺乏不同系统之间的内在联系，医疗信息资源通常是分散存在的，不利于科研研究的数据收集、整合与分析。

二、精神疾病临床路径信息化管理的特点

目前"个体化"的思想正逐步渗入到医学实践中，这揭示了医学将不再是继

续以疾病为主要研究对象，而是以人的健康为研究对象的健康医学。突出个性特征的临床诊疗过程，即个体化诊疗也成为医学发展的必然趋势。但是个性化临床路径的实施必然要依靠信息化基础。利用信息化把临床路径的工作流程与辅助决策系统、病人特性联系起来，借助临床路径诊疗流程深入到每个医生的工作实践中，增加临床路径的动态适应能力是临床路径信息化发展的必然。精神疾病临床路径信息化管理的特点如下：

1. 诊疗流程的分段　在领域专家或临床医护人员的协助下，分析焦虑精神障碍临床路径表单的共性内容和结构，并将其映射到病人全诊疗过程图中。全诊疗过程图从病人的视角出发，描述了病人进入临床路径到退出该临床路径过程中的所有诊疗环节，并按时间顺序进行排列。基于对临床路径执行情况的分析，以关键临床事件（如入院、出院等）与变异多发点为节点，将临床路径全流程分为若干诊疗流程段，如出院前1～2天、出院当天等。

2. 个体化治疗方案的形成　入径率是反映临床路径实施情况的重要指标。临床路径规定的标准诊疗流程很难适用于病人的个性化情况。尤其是精神疾病的特殊性及复杂多变性，如家族史、疾病发作次数、过敏史、就诊史、生活事件、人格等都可能影响到标准化临床路径的执行，从而大大降低临床路径的入径率，增加医务人员的工作负担。焦虑障碍临床路径要将标准化临床路径基于病人特性形成个性化诊疗方案的焦虑障碍个性化临床路径。

3. 关键信息要素提取　在充分细化焦虑障碍临床路径的基础上，依据焦虑障碍领域专家的指导意见，将路径执行的隐性知识明示化，即把每个任务分解成为不同层级的子任务，分析影响任务顺利执行的关键，提出了临床路径过程的七个要素：病人信息、医护人员信息、治疗场所、治疗干预范畴、时间、目标和转归、变异记录。一方面，基于知识的标准化临床路径根据病人临床信息在路径执行之前自动调整生成面向病人的个性化诊疗计划。路径相关的病人临床信息来自接诊时详细的问诊，主要包括过敏药物、病症史、实验室检验结果，以及反射性检查报告等。另一方面，基于病人特性的诊疗计划在其实施过程中能够根据监测到的病人状态做出实时反应，并对异常的临床状态做出实时动态调整。病人临床数据重点包含患者的个性特征、生长环境、历史诊疗记录、当前诊疗状态以及对特定处置和药物的过往反应等。在医疗机构临床实践中，当电子化临床路径应用到某一个病人时，医护人员需要根据病人的临床状态判断临床路径是否适用于该病人。对于适用的病人，医护人员也需要对临床路径的条目如医嘱进行修改。如果病人的临床数据复杂，那么需要调整的路径项目就可能增多，限制了临床路径应用的效率。而且，医护人员在高强度工作状态下可能遗漏病人的某些特性，造成不规范操作甚至是医疗事故。在精神疾病路径中，将把提取的病人信息数据与临床路径知识库中预设的规则相结合，使标准临床路径根据病人特性实现自动调整。

4. 数据的提取、分析及统计 之前临床数据都是以手工方式整理和分析，数据的可靠性得不到保障，况且数据易丢失，与此同时，人工统计数据，工作量大，数据核查滞后、数据清理困难、数据质量不高，这样很难保证数据信息全面、真实。焦虑障碍临床路径信息化管理解决了部分难题，信息系统可直接提取数据并分析、统计数据形成直观可视图表。

第五章　精神疾病相关重点检查治疗说明

目前精神疾病的病因未明，而且各种躯体疾病的首发症状是以精神症状出现，因此诊断上是最容易出现误诊、漏诊，而延误治疗；其次，治疗上由于对精神疾病的误解，长期以来缺乏规范有效的治疗，不能进行全面的评估及综合个体化的治疗导致患者的病情加重带来严重的社会问题；第三，各种精神药物会导致各种副作用，若不及时检查治疗，将给患者带来严重的伤害。目前由于以上的各种原因，已在临床上出现多起医疗纠纷、医疗事故，给医患双方都带来了痛苦及经济损失。随着国家对精神疾病的重视及学科的发展，对精神疾病的诊断治疗已不断地规范，并出台了各种精神疾病的规范化诊疗指南，并在不断地完善改进，不但提高了患者的诊断治愈率，而且提高了医疗质量、医疗安全，降低了医疗差错、医疗事故的发生。以下是精神疾病规范化诊疗相关说明。

第一节　精神疾病检查相关说明

一、精神疾病安全风险评估

精神疾病患者由于角色及情绪的改变，常常会出现一些异常的行为，如自伤、自杀、冲动攻击等，不仅会对患者自身、他人和物品造成伤害或威胁，同时也延长了患者的住院时间、增加了疾病负担。研究显示，在社区精神疾病患者中，自伤、冲动等行为的发生率为 18%～21%；而在住院治疗的精神疾病患者中，由于精神疾病患者多处于疾病的急性期，症状复杂，有的患者正是因为发生了自伤、冲动等行为才被发现并送入院的，因此院内患者自伤、冲动行为高达 45%，为此90%的精神科医护人员在执业生涯中至少受到过一次攻击。而且，研究显示，精神疾病患者自伤、冲动等行为的突出特点是少数患者反复发生（即大多数患者病情稳定时可以控制自己的情绪）且发现这些患者在一般资料、精神状态、诊断分型、历史因素等方面呈现出一系列的特点，因此，如何有效地识别自伤、攻击等冲动行为的危险因素，及时进行准确的评估，可以提示医护人员及患者家属提前做好预防措施、及时消除危险因素，预防和减少冲动行为的发生，是历来精神科一直特别关注的问题，也是精神疾病患者医疗安全的前提。

二、实验室、脑电生理及影像学检查

（一）性系列

近年，性激素水平与精神障碍的关系已引起国内外医学界的重视，研究发现，男性内源性抑郁患者血浆睾酮水平，促卵泡成熟激素和黄体生成激素较正常人低，其睾酮水平与抑郁的严重程度呈负相关。躁狂状态的患者 E_2 值无论是平均值还是绝对值均明显低于抑郁状态患者，但 T 值则是前者明显高于后者；曾涛等测定了 60 例精神分裂症患者的血清促卵泡激素（FSH）、黄体生成素（LH）、催乳素（PRL）、睾酮（T）、雌二醇（E_2）等激素水平与 20 例正常对照比较，结果提示精神分裂症患者性腺轴存在功能失调，而且还发现，使用精神科药物治疗精神症状的同时，也改善了伴随的性功能障碍，但是精神科药物常见的不良反应也是性功能障碍，影响到 35%～60% 服药人群。因此，为了预防精神疾病症状的加重，提高患者的生活质量，增加服药依从性和减少精神症状的复发，治疗精神障碍的患者时应该考虑到是否需要治疗性功能障碍以及考虑药物副作用对性功能的影响。

（二）甲状腺功能系列

很久以来人们已经注意到甲状腺功能与精神障碍密切相关。甲状腺激素过多或不足都会引起精神异常，其中以抑郁最为常见；精神障碍患者也常存在甲状腺功能异常，据统计，精神障碍患者中伴有严重甲状腺功能异常的占 1%～4%，而伴亚临床甲状腺功能减退的则占 4%～40%。据统计，甲状腺功能亢进患者抑郁障碍的发生率为 31%～69%，抑郁症患者抗甲状腺抗体滴度增高者发生率可达 20%，而普通人群只有 5%～10%；同时，抑郁症患者体内甲状腺结合抑制性免疫球蛋白也高于正常，提示存在针对甲状腺的自身免疫过程。因此，美国临床内分泌协会提出，在每一个抑郁症患者中必须排除临床甲状腺功能减退或亚临床甲状腺功能减退的诊断。在其他精神障碍中发现甲状腺功能异常的证据结论不一致，但是甲状腺功能和精神障碍的相互作用是不容忽视的，对精神障碍患者，特别是抑郁的患者常规检测甲状腺功能是必要的。

（三）D-二聚体

由于精神疾病症状及抗精神药物的镇静作用，导致患者活动减少、卧床增多，进食减少等各种原因，会导致下肢静脉血栓的形成，进而可能出现肺栓塞危及生命。精神药物的副作用也会导致患者代谢及内分泌方面副作用如体重增加、血脂和血糖升高，再加上活动的减少进而导致下肢静脉血栓的形成。此外，抗精神药物血液系统副作用可引起血液凝固性增加，易发生血管栓塞性疾患，常见的是下肢静脉血栓，若不能及时发现并治疗，其后果就是栓子的脱落导致肺栓塞而危及生命，D-二聚体的检查是发现栓塞的最简易、经济的方法，故精神疾病患者在使用抗精神药物前后要监测 D-二聚体，以免栓塞的发生或加重。

（四）头颅影像学检查

近几年，对于精神疾病病因机制的研究有了长足的进步，各种假说参差不齐，但相对较认可的观点是精神疾病神经发育障碍的假说，由此大量研究报道了相关的脑结构及功能的异常，如抑郁障碍的脑影像学研究发现抑郁障碍患者的额叶体积减小、海马体积减小，杏仁核体积增大，基底节体积改变等，精神分裂症研究发现首发精神分裂症患者大脑组织的丧失导致其出现脑体积减小、脑室扩大、脑萎缩等异常。尽管目前对于精神疾病的脑影像研究有一定的不足和限制，但足以证明精神疾病存在脑结构的改变，将来可能是诊断精神疾病的生物学指标之一。除此之外，一些脑器质性隐匿病变也会导致精神病性症状，甚至以精神病性症状首发，在精神科常规行头颅影像学检查一方面可以排查器质性病变，以免延误治疗，另一方面可以根据脑影像结果指导诊断及治疗。

（五）脑电生理检查

在精神科临床上，目前诊断精神障碍的途径仍然主要是基于对症状的观察，迄今还没有公认的提示该障碍的特征性的生物学指标。但是在既往的研究中发现在精神障碍患者中存在一些脑电生理的异常。如躁狂抑郁性精神病病人常规 EEG 检查的主要发现有：在 α 波活动的数量及频率方面，躁狂症与抑郁症无差异或前者稍快，抑郁症平均频率较正常人低，α 波指数也较低，重性抑郁较非重性抑郁 α 波指数低等情况。在睡眠脑电研究方面，大家公认抑郁症病人有睡眠脑电的改变，比较一致的发现是睡眠总时间减少，睡眠潜伏期延长，觉醒增多及早醒，深睡眠减少；在诱发电位检查中，研究最初曾发现精神病性抑郁对于任何固定强度刺激的反应，其初始成分的平均振幅都较高，明显不同于神经症性抑郁、精神分裂症、人格障碍和正常人。由此可见，精神疾病脑电生理的检查对于精神疾病的诊断及疗效的判断是一个客观的生物学指标。除此之外，对精神疾病脑电生理的常规检查也可以排除器质性病变带来的精神病性症状。

（六）其他

研究证实了 HIV 感染人群中重症抑郁及自杀风险的高患病率。由于感染性疾病病程较长，对患者的日常生活及人际交往有很大的影响，很容易引起患者的情感不稳，甚至导致精神疾病。由于一些社会、个人因素，多数患者会隐瞒病史，再者感染性疾病本身也可以导致精神疾病，因此入院常规感染性疾病的筛查是必要的。越来越多的证据发现精神疾病患者存在认知功能缺陷和血糖代谢调节紊乱，其糖耐量减低和 2 型糖尿病的发生率较普通人群明显增高，为普通人群的 2～4 倍，预示着二者间可能存在潜在相关性。

三、心理测查及评估

目前，评定量表已经在心理卫生科学研究和临床实践中发挥着重要作用，并将在心理卫生评估工作中继续占有重要地位。评定量表作为心理学的研究方法之一，无论是进行临床诊断，判定疗效，还是进行心理咨询和治疗，均能提供有效的参考依据和参考价值，是分析求助者心理问题的重要工具。其应用范围已涉及心理学、社会学及精神科等领域。随着医学模式的转变，精神症状评定量表应用是 20 世纪 60 年代精神医学的一大进展，其促进了精神医学科研的可比性及科学性，在研究人类行为与心理健康中，必须有标准化及量化工具，才能评定人类行为与心理健康程度、内容及范围。我国在 20 世纪 80 年代中期已相应在精神医学领域中广泛应用，因此，评定量表及相关心理测查在医学心理学研究中亦是必不可少的测试工具。评定量表的使用频率根据量表的性质及患者的病情由精神科医师掌握，其目的是了解患者的症状改善及社会心理因素对患者的影响。

第二节　精神疾病治疗相关说明

一、药 物 治 疗

随着精神科药物的不断发展和完善，精神疾病的药物治疗取得了长足的进步。然而在临床治疗过程中单用精神科药物并不能完全消除精神疾病的伴随症状，比如认知功能、躯体化症状、睡眠障碍等。近几年一些改善脑循环，营养脑神经的药物在辅助治疗精神疾病中取得很好的效果。如倪俊芝研究发现用长春西汀辅助治疗抑郁障碍疗效显著好于单纯抗抑郁药物治疗，还有一些其他改善脑功能的液体可以改善精神疾病认知功能的报道，如长春西汀改善精神分裂症的认知功能，长春西汀可以改善 MECT 治疗后导致的记忆损害，奥拉西坦作为中枢系统网状结构的拟胆碱能的益智药，对高级精神活动等大脑的认知和行为活动有益等。其可能机制为：精神障碍患者常伴有焦虑情绪，使微循环血流减少，尤以心脑血管血流减少为甚，而这些药物可以起到扩张血管、改善供血、促进脑代谢、保护、激活或促进神经细胞功能恢复的作用，使得躯体化症状、睡眠障碍症状得以改善，促进了患者记忆及学习能力。大量的研究也报道了灯盏花相关制剂可以明显改善脑血流量，改善脑功能。因此精神疾病的治疗不再是单一的改善症状，更是要以改善患者的认知，恢复患者的社会功能为目标，要摒弃以前单一用精神科药物的观念，要辅助给予改善脑功能药物。

二、心 理 治 疗

心理治疗，起源于对精神障碍的治疗，在精神疾病的治疗中，一直起着很重要的作用，其目的是调动和激发病人对现状改善的动机和潜能，以消除和缓解病人的心理问题和障碍，促进其人格的成熟和发展。精神疾病的发生发展与患者的人格特征、社会环境、成长环境及心理因素有很大的关系，有针对性的社会技能训练、家庭治疗、认知康复和放松训练、支持性治疗等，是精神障碍患者辅助的但却是有效的心理社会干预。除此之外，对于住院精神疾病患者缓解症状，药物是关键的治疗。但是有效的心理教育如对于疾病的症状、可能的病因、干预的方法及药物的作用等的讲述，可使患者了解自己的疾病，减少患者、家属对疾病的恐慌，增强对治疗的信心，使患者对于治疗充满希望，对临床治疗才有正性的影响。再者，心理治疗可以增加患者治疗依从性，由于许多药物药效不明显或药物副作用会导致患者出现对治疗不依从的现象，这对于精神障碍者来说是个很危险的因素，它会导致病情的复发和提高重新住院率。因此对他们的教育是经常性的、随时的。研究显示，短期的认知行为治疗能增加精神障碍患者治疗的依从和减少复发率。

三、物 理 治 疗

（一）无抽搐电休克治疗（MECT）

无抽搐电休克（MECT）原理是用一定量的短暂脉冲式矩形波电流通过脑部，结合麻醉和肌松技术，引起中枢神经系统大脑皮质癫痫样放电而达到治疗作用，是目前较安全且有效的物理治疗方法。Kramer 报道 MECT 治疗精神分裂症有效率为 75%，躁狂症有效率 90%，抑郁症有效率 90%，国内曹氏等报道 MECT 总有效率为 85.6%，显效率为 30.9%。由于精神疾病患者可能出现一些自伤、自杀、冲动攻击等行为，如果得不到及时的控制可能引起严重的后果，但精神科药物存在起效慢、副作用大等特点，让精神疾病的治疗遇到瓶颈，MECT 效果好，副作用小，能相对快速控制症状，在精神疾病的治疗中得到广泛的应用，但 MECT 不能代替药物治疗，效果也具有相对性，在临床使用中需综合评估患者的病情。

（二）经颅磁刺激治疗（rTMS）

近年来，rTMS 技术作为一种无创性脑皮质刺激方法已被应用于精神疾病的辅助治疗中。近期两篇 meta 分析显示，在治疗抑郁症方面 rTMS 组比对照组和假性 rTMS 刺激组具有较大的优越性；在双相躁狂方面进行的 4 项研究中有 3 项报道高频右侧 DLPFC 刺激对双相躁狂有效；对精神分裂症的研究显示低频 rTMS 对治疗精神分裂症幻听有效，并且安全、易耐受；一项开放性研究报道低频刺激对广泛性焦虑有效；Bloch 等开展了一项随机交叉双盲对照试验，采用高频刺激作用于 13 名 ADHD 成人患者的右侧 DLPFC，结果发现患者的注意缺陷得到了较好的改善。由此提示，rTMS 安全性高，易耐受，适用于门诊及住院患者，根据前人的研究经验我们可以得出：治疗周期 10 次以上对精神障碍的疗效可能会更好。

（三）生物反馈技术等

生物反馈（biofeedback，BF）是在行为疗法的基础上发展起来的一种物理治疗技术，广泛应用于各种生理心理紊乱的病症（如运动控制、便秘、高血压等），有研究报道称脑电生物反馈治疗对于抑郁发作或者伴有抑郁症状的其他精神疾病也是一种非常重要的治疗和干预方式。

第三节　精神疾病疗效评估相关说明

2009 年一项纳入 41 项研究、共计 6564 例抑郁症患者的荟萃分析显示，相当一部分患者在 2 周内获得改善，17 项汉密尔顿抑郁量表（HAMD-17）评分减分率≥20%；此外，抗抑郁药治疗 2 周内改善预测持续有效率和持续临床治愈率的敏感性分别为 81%～98% 和 87%～100%，阴性预测值分别为 82%～96% 和 95%～

100%，提示 2 周疗效是后期治愈的重要预测指标，早期未获得改善的患者可考虑及时调整方案。因此，为了避免患者康复延迟，早期改善患者的症状，在本路径中精神障碍的疗效预测暂为 2 周。

第四节　影响治疗效果的临床因素说明

一、精神疾病因素

确定治疗性质和强度时考虑的因素有：精神疾病症状的严重程度、患者的人格特点、精神疾病相关的认知功能、痴呆、物质滥用等。

二、人口统计和心理社会因素

女性和男性在评价和治疗上存在着多方面的差别。有些女性患者的症状会随着性腺激素水平而波动，因此评估应该包括对整个生殖生活史过程中情绪变化的详细评价（如月经、怀孕、口服避孕、流产、更年期、老年等）。家庭情况及家族病史的问题，包括心境障碍和自杀，也可能影响治疗计划，是初始评估的重要因素。

三、伴发躯体疾病的治疗指征

伴发躯体疾病的精神疾病患者加重精神疾病的治疗难度。一些躯体疾病除了直接可以引发精神症状外，虚弱、痛苦、慢性躯体疾病常常作为持续的应激，使患者处于精神心理敏感紧张状态。精神疾病也会增加躯体疾病的危险性，如心脏病。由于精神疾病和躯体疾病之间的相互关系，对于躯体疾病患者，精神疾病的识别和治疗非常重要，反之亦然。精神科医生还应该注意精神科药物和伴发躯体疾病及患者服用的其他非精神科药物的相互作用。

参 考 文 献

江开达，马弘. 2010. 中国精神疾病防治指南（实用版）. 北京：北京大学医学出版社.

金卫东，马永春. 2010. 循证精神病学. 北京：人民军医出版社.

陶红兵. 2010. 基于临床路径管理的医疗质量与费用控制策略. 北京：科学出版社.

王宁芬，曹茂红. 2013. 氧化应激与焦虑. 中华精神科杂志,46(1)：60-63.

吴文源. 2010. 焦虑障碍防治指南. 北京：人民卫生出版社.

闫俊，李凌江，季建林，等. 2014. 强迫障碍诊疗概要. 中国心理卫生杂志，28（4）：308-320.

张明园，何燕玲. 2015. 精神科评定量表手册. 长沙：湖南科学技术出版社.

周保利，英立平. 2012. 临床路径应用指南. 北京：北京大学医学出版社.

Stephen M.Stahl,司天梅,等. 2011. Stahl 精神药理学精要神经科学基础与临床应用. 第 3 版. 北京：北京大学医学出版社.

Baldwin DS, Anderson IM, Nutt DJ, et al. 2014. Evidence-based pharmacological treatment of anxiety disorders, post-traumatic stress disorder and obsessive-compulsive disorder: a revision of the 2005 guidelines from the British Association for Psychopharmacology. J Psychopharmacol, 28(5):403-439.

Baldwin DS, Anderson IM, Nutt DJ, et al. 2014. Evidence-based pharmacological treatment of anxiety disorders, post-traumatic stress disorder and obsessive-compulsive disorder: a revision of the 2005 guidelines from the British Association for Psychopharmacology. J Psychopharmacol, 28(5):403-439.

Butow P, Price MA, Shaw JM,et al. 2015. Clinical pathway for the screening, assessment and management of anxiety and depression in adult cancer patients: Australian guidelines. Psychooncology, 24(9):987-1001.

Calhoon GG, Tye KM. 2015. Resolving the neural circuits of anxiety. Nat Neurosci, 18(10):1394-1404.

Cooper AJ, Narasimhan S, Rickels K,et al. 2013. Genetic polymorphisms in the PACAP and PAC1 receptor genes and treatment response to venlafaxine XR in generalized anxiety disorder. Psychiatry Res, 210:1299-1300.

Cooper AJ, Rickels K, Lohoff FW. 2013. Association analysis between the A118G polymorphism in the OPRM1 gene and treatment response to venlafaxine XR in generalized anxiety disorder. Hum Psychopharmacol, 28:258-262.

Dunlop K, Woodside B, Olmsted M, et al. 2016. Reductions in Cortico-Striatal Hyperconnectivity Accompany Successful Treatment of Obsessive-Compulsive Disorder with Dorsomedial Prefrontal rTMS. Neuropsychopharmacology, 41(5):1395-1403. doi: 10.1038/npp.2015.292. Epub 2015 Oct 6.

Fakhr-Movahedi A, Soleimani M, Ghazvininejad R, et al. 2015. Effect of Patient-Focused Clinical Pathway on Anxiety, Depression and Satisfaction of Patients With Coronary Artery Disease: A Quasi-Experimental Study. Iran Red Crescent Med J, 17(9):e29933.

Frick A, Gingnell M, Marquand AF,et al. 2014. Classifying social anxiety disorder using multivoxel pattern analyses of brain function and structure. Behav Brain Res, 259: 330-335.

Gelfuso ÉA, Rosa DS, Fachin AL, et al. 2014. Anxiety: a systematic review of neurobiology, traditional pharmaceuticals and novel alternatives from medicinal plants. CNS Neurol Disord Drug Targets, 3(1):150-165.

Gelfuso ÉA, Rosa DS, Fachin AL, et al. 2014. Anxiety: a systematic review of neurobiology, traditional pharmaceuticals and novel alternatives from medicinal plants. CNS Neurol Disord Drug Targets, 13(1):150-165.

Gelfuso ÉA, Rosa DS, Fachin AL,et al. 2014. Anxiety: a systematic review of neurobiology, traditional pharmaceuticals and novel alternatives from medicinal plants. CNS Neurol Disord Drug Targets, 13(1):150-165.

Hoexter MQ, Diniz JB, Lopes AC,et al. 2015. Orbitofrontal thickness as a measure for treatment response prediction in obsessive-compulsive disorder. Depress Anxiety, 32(12):900-908. doi: 10.1002/da.22380. Epub 2015 May 29.

Hoexter MQ, Dougherty DD, Shavitt RG, et al. 2013. Differential prefrontal gray matter correlates of treatment response to fluoxetine or cognitive behavioral therapy in obsessive-compulsive disorder. Eur Neuropsychopharmacol, 23:569-580.

Hu X, Liu Q, Li B,et al. 2016. Multivariate pattern analysis of obsessive-compulsive disorder using structural neuroanatomy. Eur Neuropsychopharmacol, 26(2):246-254. doi: 10.1016/j.euroneuro. 2015.12.014. Epub 2015 Dec 11.

Katzman MA, Bleau P, Blier P, et al. 2014. Canadian clinical practice guidelines for the management of anxiety, posttraumatic stress and obsessive-compulsive disorders. BMC Psychiatry, 14 Suppl 1:S1.

Katzman MA, Bleau P, Blier P, et al. 2014. Canadian clinical practice guidelines for the management of anxiety, posttraumatic stress and obsessive-compulsive disorders. BMC Psychiatry, 14 Suppl 1:S1.

Klumpp H, Keutmann MK, Fitzgerald DA,et al. 2014. Resting state amygdala-prefrontal connectivity predicts symptom change after cognitive behavioral therapy in generalized social anxiety disorder. Biol Mood Anxiety Disord, 4:14.

Lai CH, Wu YT. 2011. Changes in regional homogeneity of parieto-temporal regions in panic disorder patients who achieved remission with antidepressant treatment. J Affect Disord, 151:709-714.

Li F, Huang X, Tang W,et al. 2014. Multivariate pattern analysis of DTI reveals differential white matter in individuals with obsessive-compulsive disorder. Hum Brain Mapp, 35(6):2643-2651.

Liu F, Guo W, Fouche JP,et al. 2015. Multivariate classification of social anxiety disorder using whole brain functional connectivity. Brain Struct Funct, 220(1):101-115. doi: 10.1007/s00429-013-0641-4. Epub 2013 Sep 27.

Lohoff FW, Aquino TD, Narasimhan S,et al. 2013. Serotonin receptor 2A (HTR2A) gene polymorphism predicts treatment response to venlafaxine XR in generalized anxiety disorder. Pharmacogenomics J, 13:21-26.

Lohoff FW, Narasimhan S, Rickels K. 2013. Interaction between polymorphisms in serotonin transporter (SLC6A4) and serotonin receptor 2A (HTR2A) genes predict treatment response to venlafaxine XR in generalized anxiety disorder. Pharmacogenomics J, 13:464-469.

Lueken U, Hilbert K, Wittchen HU,et al. 2015. Diagnostic classification of specific phobia subtypes using structural MRI data: a machine-learning approach. J Neural Transm (Vienna) ,

122(1):123-134. doi: 10.1007/s00702-014-1272-5. Epub 2014 Jul 19.

Ministry of Health (MOH), Singapore. MOH Clinical Practice Guidelines on Anxiety Disorders. Available on the MOH website: http://www. moh.gov.sg /cpg.

Murray B. Stein, Jitender Sareen. 2015. Generalized Anxiety Disorder. N Engl J Med, 373: 2059-2068.

Narasimhan S, Aquino TD, Multani PK, et al. 2012. Variation in the catechol-O-methyltransferase (COMT) gene and treatment response to venlafaxine XR in generalized anxiety disorder. Psychiatry Res, 198:112-115.

Perlis RH, Fijal B, Dharia S, et al. 2013. Pharmacogenetic investigation of response to duloxetine treatment in generalized anxiety disorder. Pharmacogenomics J, 13:280-285.

Pervanidou P, Bastaki D, Chouliaras G, et al. 2016. Circadian conisolprofiles, anxiety and depressive symptomatology, and body mass index in a clinical population of obese children. Stress, 16 (1): 34-43.

Piras F, Piras F, Chiapponi C, et al. 2015. Widespread structural brain changes in OCD: a systematic review of voxel-based morphometry studies. Cortex, 62: 89-108.

Reinecke A, Thilo K, Filippini N,et al. 2014. Predicting rapid response to cognitive-behavioural treatment for panic disorder: the role of hippocampus, insula, and dorsolateral prefrontal cortex. Behav Res Ther, 62:120-128.

Shaw JM, Price MA, Clayton JM, et al. 2016. Developing a clinical pathway for the identification and management of anxiety and depression in adult cancer patients: an online Delphi consensus process. Support Care Cancer, 24(1):33-41.

Stein MB, Keshaviah A, Haddad SA, et al. 2014. Influence of RGS2 on sertraline treatment for social anxiety disorder. Neuropsychopharmacology, 39:1340-1346.

Wen SL, Cheng MH, Cheng MF, et al. 2013. Pharmacotherapy response and regional cerebral blood flow characteristics in patients with obsessive-compulsive disorder. Behav Brain Funct, 9:31.

Zai G, Brandl EJ, Müller DJ, et al. 2014. Pharmacogenetics of antidepressant treatment in obsessive-compulsive disorder: an update and implications for clinicians. Pharmacogenomics, 15:1147- 1157.

附录 1 精神疾病临床路径监护、评估表单

精神科监护记录单

病房：＿＿＿　床号：＿＿＿　姓名：＿＿＿　性别：＿＿＿　年龄：＿＿＿　诊断：＿＿＿＿＿＿＿＿＿　住院号：＿＿＿＿

日期时间	意识状态	接触情况	自伤自杀	伤人毁物	外走	木僵状态	饮食情况	自理程度	言语行为紊乱	治疗依从性	护理措施及效果	护士签名

　　填表内容要求：1. 日期时间：需要具体到分钟；2. 意识状态：清晰、嗜睡、意识混浊、意识错乱、浅昏迷、深昏迷、朦胧状态、谵妄状态；3. 接触情况：主动、被动、违拗、无法接触；4. 自伤自杀、伤人毁物及外走：行为、倾向、暂未发现；5. 木僵状态、言语行为紊乱：重度、中度、轻度、暂未发现；6. 饮食情况：正常、暴食、少食、拒食、喂食、吞咽困难；7. 自理程度：自理、督促、协助、照料；8. 治疗依从性：合作、吐药、藏药、拒药。

抗精神病药物治疗监测记录单

患者姓名：_____　住院号：_____　记录人：_____

日期														
住院天数														
症状	有	无	有	无	有	无	有	无	有	无	有	无	有	无
注意力不集中														
疲倦困乏														
四肢无力														
紧张烦躁														
易怒														
记忆差														
视物模糊不清														
排尿困难														
排便困难														
多尿/多饮														
肌张力障碍														
运动功能减退														
运动功能亢进														
癫痫性发作														
感觉异常														
皮疹														
瘙痒														
月经过多														
闭经														
泌乳														
男性乳房发育														
性欲增强														
性欲减退														
其他形式（请描述）														

备注：若有上述不良反应，处理意见要在病程记录中体现。

自杀风险因素评估量表

项目　　　　　时间				评定日期（　　　年）						
抑郁症状										
一类危险因素	自杀观念	无									
		有	频度								
			程度								
			时程								
	自杀企图	无									
		有	频度								
			计划性								
			坚定性								
	自杀方式	无									
		有	无具体方法								
			方法容易达到和实施								
			救治性	隐秘难以救治							
				易发现可救治							
	自我评价										
	无望										
	无助										
	物质滥用										
二类危险因素	年龄										
	性别										
	婚姻状况										
	职业情况										
	健康状况										
三类危险因素	人际关系不良										
	性格特征										
	家庭支持										
	事业成就										

续表

项目	时间	评定日期（　　　年）					
三类危险因素	人际交往						
	应激事件						
	自知力						
总分							
评定者							

使用说明:

一、一类危险因素（总分27分）

1. 抑郁症状: 轻度（1分）; 中度（2分）; 重度（3分）;

2. 自杀观念: 无:（0分）;

　　　　　有: ①频度: 偶尔（1分）; 经常（2分）;

　　　　　　　②程度: 轻度（1分）; 强烈（2分）;

　　　　　　　③时程: 短暂（1分）; 持续（2分）;

3. 自杀企图: 无:（0分）;

　　　　　有: ①频度: 偶尔（1分）; 多次（2分）;

　　　　　　　②计划性: 盲目（1分）; 有计划（2分）;

　　　　　　　③坚定性: 犹豫（1分）; 下决心（2分）;

4. 自杀方式: 无:（0分）;

　　　　　有: ①方法: 无具体的方法（1分）; 方法易达到和实施（2分）;

　　　　　　　②救治性: 易发现可救治（1分）; 隐秘难以救治（2分）;

5. 自我评价: 符合实际（0分）; 自责,自我评价低（1分）; 自罪（2分）;

6. 无望: 无（0分）; 有（2分）;

7. 无助: 无（0分）; 有（2分）;

8. 药物滥用: 无（0分）; 有（2分）。

二、二类危险因素（总分8分）

1. 年龄: 小于45岁（0分）; 大于等于45岁（1分）;

2. 性别: 女（1分）; 男（2分）;

3. 婚姻状况: 已婚（0分）; 未婚（1分）; 离异或丧偶（2分）;

4. 职业情况: 在职、在校（0分）; 失业、无业（1分）;

5. 健康状况: 身体健康（0分）; 患病多年未影响功能（1分）; 患病多年影响功能（2分）。

三、三类危险因素（总分7分）

1. 人际关系不良: 无（0分）; 有（1分）;

2. 性格特征: 积极乐观（0分）; 内向、自卑、冲动（1分）;

3. 家庭支持: 良好（0分）; 差（1分）;

4. 事业成就: 事业有成（0分）; 一事无成（1分）;

5. 人际交往: 交友多（0分）; 交友少（1分）;

6. 应激事件: 无（0分）; 有（1分）;

7. 自知力: 良好（0分）; 自知力差（1分）。

注: 总体评价:

Ⅰ级: ≤10分以下: 比较安全。

Ⅱ级: 11~20分: 有自杀风险。

Ⅲ级: 21~30分: 高度自杀危险。

Ⅳ级: 32~43分: 极度自杀危险。

攻击风险因素评估量表

时间	等级	病情变化	评定者

注：攻击风险等级分为Ⅰ、Ⅱ、Ⅲ、Ⅳ四级。

病情变化，指与上一次评估相比情况：a. 加重；b. 未变化；c. 减轻；d. 未评。

使用说明：

Ⅰ级：女性患者具有下列一项；男性患者具有下列两项：

（1）男性；

（2）精神分裂症，伴有幻听或被害妄想；

（3）躁狂；

（4）物质依赖的脱瘾期；

（5）意识障碍伴行为紊乱；

（6）痴呆伴行为紊乱；

（7）既往人格不良者（有冲动、边缘型人格障碍）。

处理：防冲动，密切观察。

Ⅱ级：（1）被动的言语攻击行为，表现为激惹性增高，如无对象的抱怨、发牢骚、说怪话；

（2）交谈时态度不好、抵触、有敌意或不信任；

（3）精神分裂症有命令性幻听者。

处理：防冲动、重点观察；使用抗精神病性药物降低激惹性。

Ⅲ级：（1）主动的言语攻击行为，如有对象的辱骂；

（2）被动的躯体攻击行为如毁物；

（3）在交往时出现社交粗暴（交谈时突然离去、躲避、推挡他人善意的躯体接触）；

（4）既往曾有过主动的躯体攻击行为。

处理：防冲动，重点观察；实施保护性约束，使用抗精神病性药物降低激惹性；必要时转封闭病房。

Ⅳ级：（1）有主动的躯体攻击行为，如踢、打、咬或使用物品打击他人；

（2）攻击行为造成了他人肉体上的伤害。

处理：转封闭病房。

附录 2 精神疾病临床路径变异记录表

精神疾病临床路径变异记录表

姓名：_____ 性别：_____ 年龄：_____ 住院号：_____

路径名称_____

变异	变异时间	增加住院费用			延长或缩短住院天数
		检查项目	检查费用	治疗费用	
变异继续					
A. 患者/家属因素					
□ 住院期间发现其他疾病，但不影响其临床路径的继续					
□ 脑梗死					
□ 冠心病					
□ 高血压					
□ 糖尿病					
□ 高脂血症					
□ 感染					
□ 药物不良反应					
□ 其他_____					
□ 拒绝路径中治疗、会诊、检查					
□ 要求推迟出院					
□ 病情变化					
□ 敏感体质加药缓慢					
□ 敏感体质换药					
□ 疗效差换药					
□ 其他_____					
□ 异常检查结果复查					
B. 医务人员因素					
□ 治疗延迟（药物、特殊治疗）					
□ 执行医嘱延迟					
□ 会诊延迟					
□ 其他_____					
C. 系统因素					

续表

变异	变异时间	增加住院费用			延长或缩短住院天数
		检查项目	检查费用	治疗费用	
□ 检查（验）延迟					
□ 检查（验）报告延迟					
□ 周末及节假日不能检查					
□ 周末及节假日特殊治疗					
□ 设备故障					
□ 其他_____					
变异出径					
□ 患者出现了严重的并发症，需要改变原治疗方案					
□ 患者要求出院、转院或改变治疗方式					
□ 患者症状或病情发生变化需要更改诊断					
□ 因诊断有误而需要更改诊断					
□ 患者住院日延长超过 7 天					
□ 其他因素					
合计					
结束路径情况	□ 完成		□ 退出		